W0214839

Armin Roßmeie

Die besten Rezepte

Cholesterinarme Ernährung

Blutfettwerte durch bewusste Ernährung gezielt beeinflussen und dauerhaft regulieren

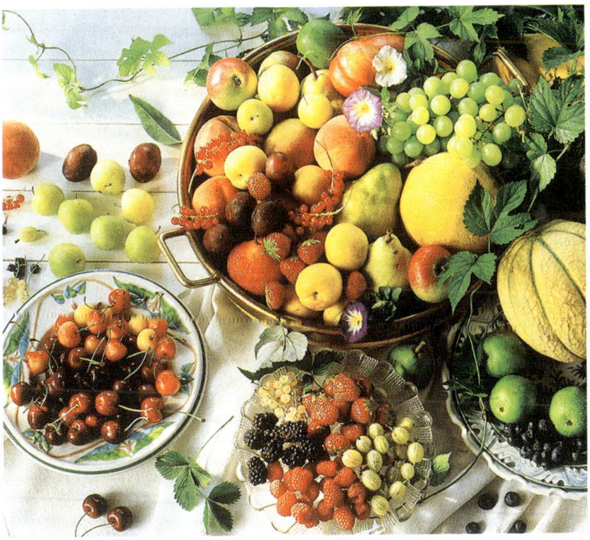

südwest

Inhalt

Garantiert ungefährlich: Obst und Gemüse enthalten kein Cholesterin.

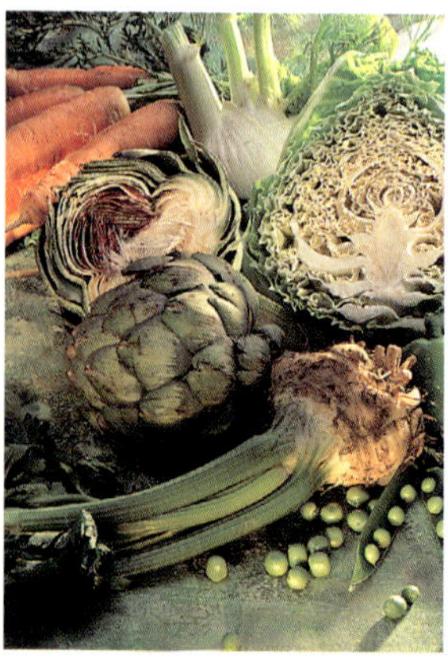

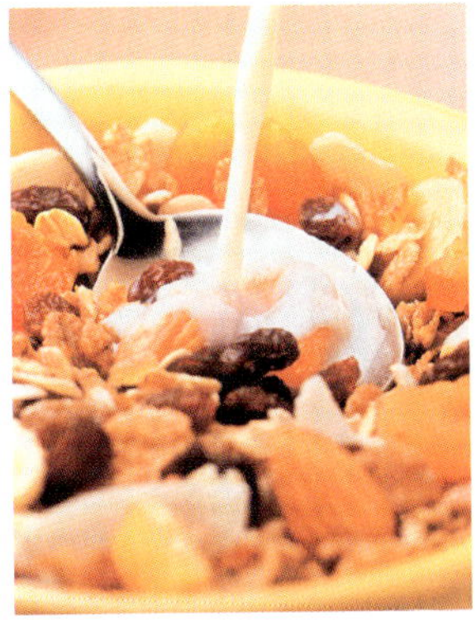

Vom Müsli zum Frühstück bis zum Dessert nach dem Abendessen: Auch wer cholesterinbewusst isst, muss auf nichts verzichten.

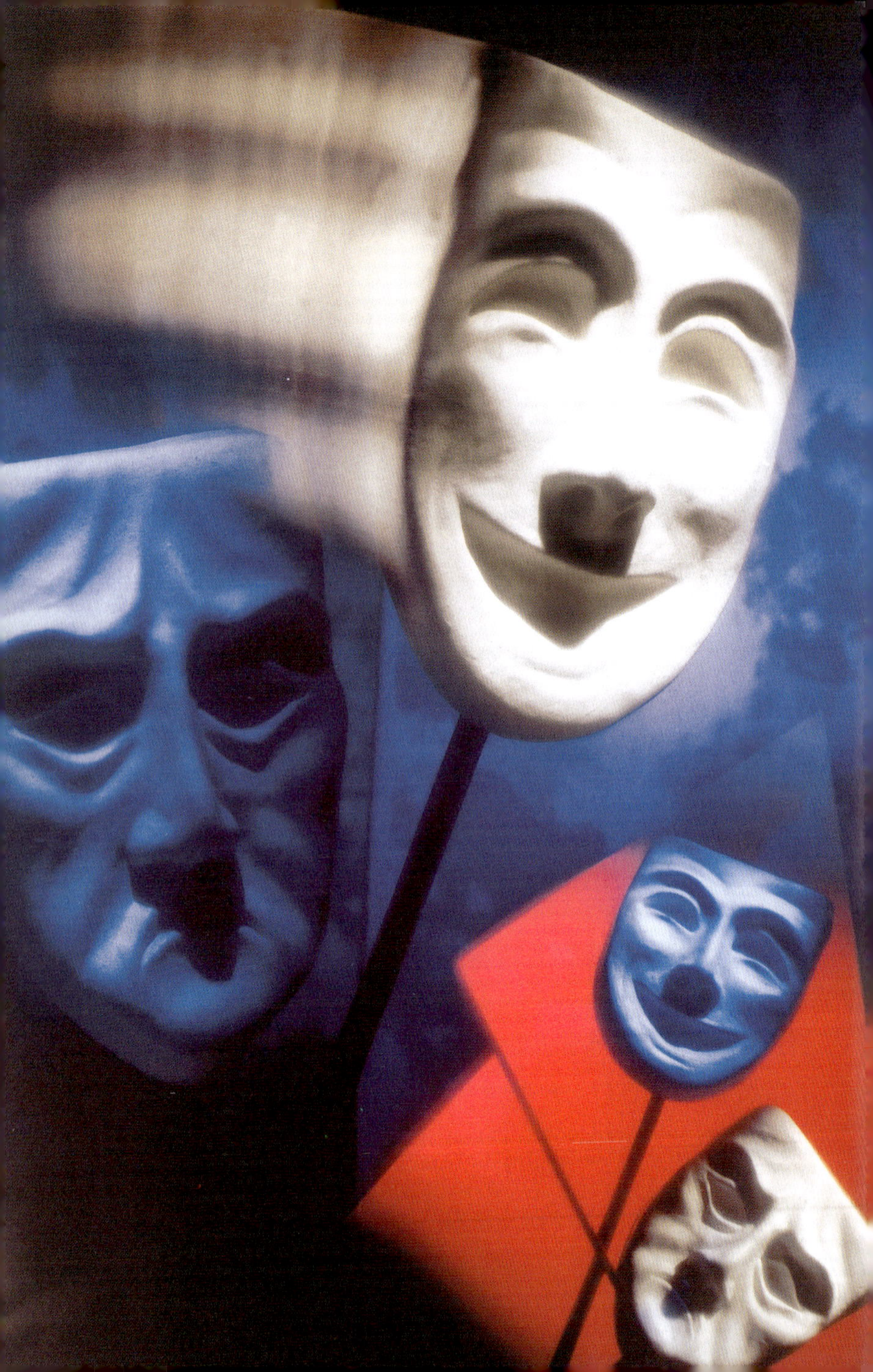

Cholesterin hat viele Gesichter

Das Schlagwort »Cholesterin« findet sich seit einiger Zeit immer wieder in den Medien – in den meisten Fällen allerdings in einem negativen Zusammenhang. Dennoch wissen die wenigsten, was Cholesterin im Körper eigentlich bewirkt und wann es eine Gefahr für die Gesundheit darstellt.

Verschaffen Sie sich Übersicht

Kein anderer Nährstoff wird so kontrovers diskutiert wie das Cholesterin. In der Ernährungswissenschaft haben sich inzwischen schon zwei Lager herausgebildet: pro und kontra Cholesterin. Wem kann man nun glauben? Denen, welche die heiß geliebte Sahnetorte weiterhin erlauben, oder denjenigen, die der Meinung sind, dass cholesterinreiche Lebensmittel grundsätzlich vom Speiseplan verbannt werden sollten?
Dieser Ratgeber soll Ihnen einen Weg durch diesen undurchsichtigen Dschungel der Widersprüche weisen und will versuchen, die positiven und negativen Aspekte des Cholesterins genauer zu durchleuchten, so dass Sie sich selbst ein Urteil bilden können. Sie finden in den folgenden Kapiteln viele Tipps für eine cholesterinfreundliche Ernährung. Und damit Sie auch gleich damit anfangen können, sind eine Reihe von Rezepten zusammengestellt, die Sie nach Lust und Laune ausprobieren können. So finden Sie einen leichten Einstieg in eine gesündere Lebensweise.

Das im menschlichen Organismus befindliche Cholesterin steht schon lange Zeit im Interesse der Forschung. Bereits im 18. Jahrhundert entdeckte man, dass auskristallisiertes Cholesterin Bestandteil der schmerzhaften Gallensteine ist.

Was ist Cholesterin?

Cholesterin zählt chemisch betrachtet zur Gruppe der Steroide und damit zu den Lipiden, die allgemein als Fette bezeichnet werden. Obwohl viele Menschen den Begriff »Cholesterin« mit negativen Dingen in Verbindung setzen, ist diese Substanz sehr wichtig für unseren Körper. Mit seiner Hilfe wird das für den Knochenaufbau so entscheidende Vitamin D gebildet. Cholesterin ist zudem Bestandteil der Zellwände und spielt eine wichtige Rolle beim Aufbau des Nervengewebes. Außerdem wird Cholesterin bei der Bildung von wichtigen Hormonen im Körper, beispielsweise den Sexualhormonen und dem Nebennierenhormon Kortisol, benötigt. In der Leber wird Cholesterin abgebaut und in Gallensäuren umgewandelt, die für unsere Verdauung unerlässlich sind.

Die Natur hat im menschlichen Körper ein ausgeklügeltes System eingerichtet, das den Cholesterinspiegel reguliert. Erst durch falsche Ernährung und andere äußere Einflüsse wird dieses System gestört.

Die körpereigene Cholesterinproduktion

Unser Körper stellt Cholesterin in der Leber selbst her (endogen durch Synthese), verwertet jedoch auch das aus der Nahrung stammende Cholesterin (exogen durch Zufuhr), das vorwiegend in tierischen Lebensmitteln enthalten ist. Normalerweise reicht die Eigenproduktion von Cholesterin vollständig aus, so dass eine Zufuhr über die Nahrung nicht notwendig wäre. Ein raffiniertes System reguliert den Cholesterinspiegel in unserem Blut: Wird zu wenig oder gar kein Cholesterin mit der Nahrung aufgenommen, steigert der Organismus die Eigensynthese. Wird genügend Cholesterin zugeführt, drosselt der Körper die Produktion. So sorgt das körpereigene Regulierungssystem dafür, dass immer ausreichend, aber auch nicht zu viel Cholesterin für die Körperfunktionen zur Verfügung steht.

Zu hoher Cholesterinspiegel

Bei bestimmten Fettstoffwechselstörungen oder Krankheiten ist die natürliche Regulation des Cholesterinspiegels gestört, der Cholesteringehalt im Blut steigt über das normale Maß hinaus an. Die häufigste Ursache eines erhöhten Cholesterinspiegels ist eine zu fettreiche Ernährung. Bei Menschen, die häufig und reichlich Fett zu sich nehmen, sammelt sich viel Cholesterin mit niedriger Dichte im Blut und lagert sich an den Arterienwänden ab. In diesen Fällen kann das Zuviel an Cholesterin für die Gesundheit gefährlich werden und langfristig zu Erkrankungen des Herz-Kreislauf-Systems führen. An erster Stelle ist hier Arteriosklerose zu nennen, eine Verkalkung der Herzgefäße, die über einen längeren Zeitraum hinweg im schlimmsten Fall zum Herzinfarkt führen kann.

Um eine ausgeglichene Cholesterinbilanz zu erreichen, müssen die Aufnahme und die Ausscheidung des Cholesterins im Gleichgewicht sein. Allerdings nehmen die meisten Menschen mehr Cholesterin zu sich, als der Körper verwerten oder ausscheiden kann.

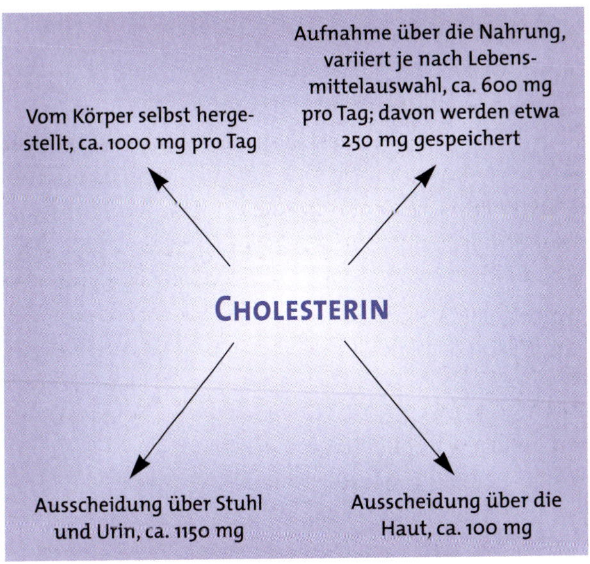

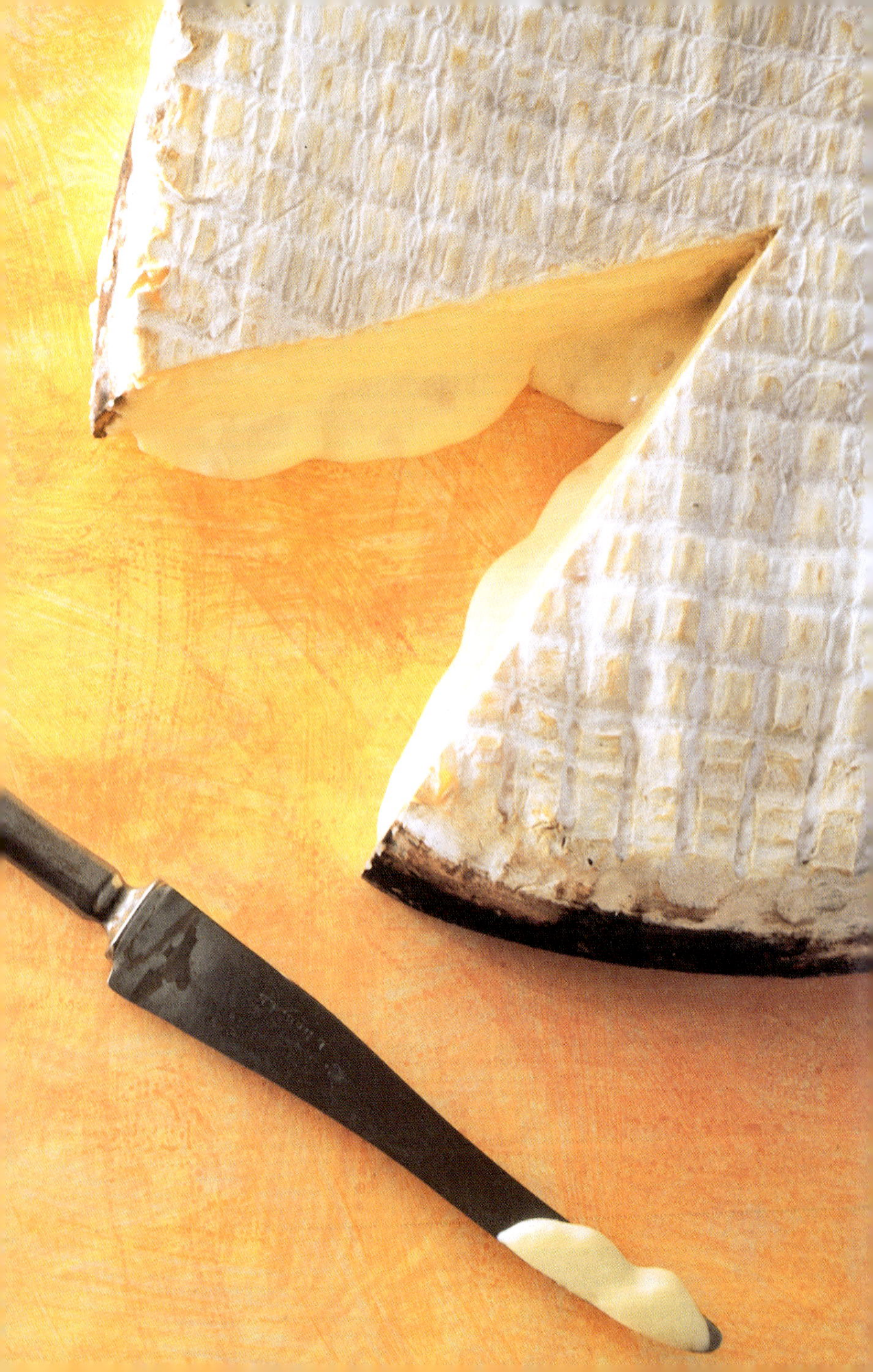

Cholesterin – wo liegt das Problem?

Unser Organismus benötigt Cholesterin für sämtliche Organe und alle Arten von Gewebe. Wodurch kann dieser lebensnotwendige Stoff also einen negativen Einfluss auf unsere Gesundheit haben, und wann wird dieser ausgelöst?

Der Weg des Cholesterins im Körper

Da Cholesterin als Fett im wässrigen Blut nicht löslich und somit nicht transportfähig ist, benötigt es einen Träger. Es verbindet sich daher mit speziellen Substanzen, die man aufgrund ihrer Eiweiß- und Fettanteile Lipoproteine (Lipid = Fett, Protein = Eiweiß) nennt.

Cholesterin wirkt sich nicht grundsätzlich negativ auf die Gesundheit aus. Man unterscheidet u. a. zwei Arten von Cholesterin: das LDL- und das HDL-Cholesterin.

Das gute und das schlechte Cholesterin

Man unterscheidet Lipoproteine mit hoher Dichte (High Density Lipoproteine – HDL) und solche mit niedriger Dichte (Low Density Lipoproteine – LDL). LDL hat die Aufgabe, das Cholesterin aus der Leber dorthin zu transportieren, wo es benötigt wird. Wird zu viel Cholesterin zugeführt oder zu wenig abgebaut, verbleibt das restliche LDL-Cholesterin im Blut und kann sich an den Arterienwänden ablagern. HDL übt einen gegenteiligen Effekt aus: Es nimmt überschüssiges Cholesterin auf und transportiert es zur Leber, wo es zum Teil zu Gallensäuren abgebaut wird. Unter Umständen ist HDL sogar in der Lage, LDL-Cholesterin aus den Gefäßwänden herauszulösen und abzutransportieren.

Nahrungs- und Serumcholesterin

Wie bereits erwähnt, gelangt das Cholesterin aus der Nahrung zur Leber, wo es dann für die verschiedenen Körperfunktionen verwendet werden kann. Allerdings wird nicht – wie vielfach angenommen – das über die Nahrung aufgenommene Cholesterin (Nahrungscholesterin) auch gleichzeitig in so genanntes Serumcholesterin (die messbare Cholesterinkonzentration im Blut) umgewandelt. Wissenschaftliche Untersuchungen ergaben: Eine Erhöhung der Cholesterinzufuhr um ca. 100 Milligramm pro Tag bewirkt häufig nur eine Zunahme des Serumcholesterins um ca. zwei Milligramm pro Deziliter Blut.

Das Risiko einer erhöhten Cholesterinzufuhr lässt sich nicht verallgemeinern. Es kommt darauf an, ob man zu den Respondern oder zu den Nonrespondern zählt, die unterschiedlich auf cholesterinreiche Lebensmittel wie z. B. Eier reagieren.

Unterschiedliches Risiko

Nicht jeder Mensch reagiert in gleicher Weise auf eine vermehrte Zufuhr von Nahrungscholesterin. Während also manche bis ins hohe Alter keine Probleme mit dem Cholesterinspiegel bekommen, obwohl sie reichlich cholesterinhaltige Lebensmittel zu sich nehmen, müssen sich andere in ihrer Ernährung schon früh einschränken und ihren Cholesterinspiegel im Auge behalten. Diese unterschiedlichen Reaktionen auf überschüssiges Nahrungscholesterin lassen sich nicht nur durch bestimmte Risikofaktoren wie z. B. Übergewicht, Alter und Geschlecht erklären. Darüber hinaus spielt auch die Veranlagung eine Rolle, ob jemand auf eine vermehrte Zufuhr von Cholesterin überhaupt mit einer Blutfetterhöhung reagiert.

Welchem Typ Sie angehören, sollten Sie unbedingt von Ihrem Hausarzt feststellen lassen. Die Kontrolle der Blutwerte vor und nach dem Genuss von cholesterinhaltigen Speisen wie Eiern kann Ihnen Gewissheit darüber verschaffen, ob Sie der Risikogruppe angehören oder nicht. Wird eine genetische Disposition festgestellt, sollten Sie sich von Ihrem Hausarzt über Krankheitsrisiken informieren lassen.

Die Nonresponder

Zahlreiche Personen, denen versuchsweise bis zu drei Eiern pro Tag zusätzlich zur normalen Ernährung verabreicht wurden, reagierten darauf nicht mit einer Blutfetterhöhung. Sie werden deshalb als Nonresponder bezeichnet.

Schätzungsweise besitzen 70 Prozent aller Menschen einen so gut funktionierenden Regulationsmechanismus, dass die heute üblichen Cholesterinmengen weitgehend schadlos aufgenommen werden können. Erst eine übermäßige tägliche Cholesterinzufuhr kann bei diesen Personen langfristig zu einer Überlastung des Regulationsmechanismus und somit zu Schädigungen des Herz-Kreislauf-Systems führen.

Um sicher feststellen zu können, ob sich eine cholesterinreiche Ernährung negativ auf Ihre Gesundheit auswirkt, sollten Sie Ihren Hausarzt befragen. Nur so können Sie sicher sein, ob Sie Ihre Ernährung umstellen müssen.

Die Responder

Hingegen reagieren die so genannten Responder auf cholesterinreiche Ernährung mit einer ausgeprägten Cholesterinerhöhung im Blut. Das Nahrungscholesterin wird also gleichzeitig in Serumcholesterin umgewandelt. Bei ihnen ist die innere Regulation gestört, die körpereigene Cholesterinsynthese wird nicht gedrosselt, der Cholesterinspiegel im Blut steigt. Eine Senkung des Cholesterinspiegels kann in diesen Fällen nur durch eine cholesterinarme Ernährung erreicht werden.

Wenn Ihr Hausarzt festgestellt hat, dass Sie dieser Risikogruppe angehören, sollten Sie also Ihrer Gesundheit zuliebe Ihre Lebens- und Ernährungsweise Schritt für Schritt umstellen.

Nahrungsfette und Cholesterinspiegel

Das in der Nahrung enthaltene Fett wird durch die Verdauung in Fettsäuren und Glyzerin zerlegt. Neben Cholesterin zählen auch die gesättigten, einfach ungesättigten und mehrfach ungesättigten Fettsäuren sowie Transfettsäuren zu den Nahrungsfetten. Sie beeinflussen den Cholesterinspiegel in unterschiedlicher Weise und können sowohl einen positiven als auch einen negativen Effekt auf ihn ausüben. Bei einer gesundheitsbewussten Ernährungsweise spielt also nicht nur die Menge, sondern auch die Art des in den täglichen Lebensmitteln enthaltenen Fetts eine entscheidende Rolle.

Gesättigte Fettsäuren

Gesättigte Fettsäuren üben unter allen Nahrungsbestandteilen zweifellos die stärkste cholesterinerhöhende Wirkung aus. Genauer gesagt haben gesättigte Fettsäuren gleich einen doppelt negativen Effekt:

Sie bewirken einen Anstieg des LDL-Cholesterins und senken gleichzeitig die LDL-Aufnahme in den Zellen. Außerdem bewirken sie nur einen geringen Anstieg des schützenden HDL-Cholesterins. Um den Cholesterinspiegel günstig zu beeinflussen, sollte man folglich die Zufuhr an gesättigten Fettsäuren entscheidend verringern, also Lebensmittel mit einem hohen Anteil an diesen Fettsäuren möglichst vermeiden (siehe nebenstehende Liste).

Einfach ungesättigte Fettsäuren

Einfach ungesättigte Fettsäuren hingegen bewirken genau das Gegenteil: Sie senken die Konzentration des »schlechten« LDL-Cholesterins im Blut und erhöhen gleichzeitig den Anteil des schützenden HDL-Cholesterins. Ebenso wie mehrfach ungesättigte Fettsäuren sind diese Verbindungen sehr reaktionsfreudig und können deshalb vom Organismus leicht verwertet werden. Im Rahmen einer cholesterinbewussten Ernährung sollten einfach ungesättigte Fettsäuren also regelmäßig verzehrt werden. Sie sind vor allem in Olivenöl und Rapsöl enthalten; es empfiehlt sich folglich, diese häufig in der Küche zu verwenden.

Mehrfach ungesättigte Fettsäuren

Mehrfach ungesättigte Fettsäuren bewirken eine Senkung des LDL-Cholesterins, allerdings verringern sie gleichzeitig die Konzentration des HDL-Cholesterins im Blut. Die bedeutendsten mehrfach ungesättigten Fettsäuren sind Linolsäure (Omega-3-Fettsäure) und Linolensäure (Omega-6-Fettsäure), die regelmäßig und reichlich über die Nahrung zugeführt werden sollten.

Linolsäure ist beispielsweise in Distelöl, Maiskeimöl, Nachtkerzenöl und Sonnenblumenöl enthalten. Linolensäure findet sich dagegen vorwiegend in Leinöl, Rapsöl und Sojaöl.

Transfettsäuren

Transfettsäuren entstehen durch die Härtung von Pflanzenfetten – also durch einen Bearbeitungsprozess –, sie kommen jedoch auch in geringen Mengen in tierischen Fetten vor. Transfettsäuren erhöhen ebenfalls die Konzentration des LDL-Cholesterins bei gleichzeitigem Abfall des HDL-Cholesterins.

Die Aufnahme von Transfettsäuren wird in Deutschland auf ca. drei bis vier Gramm pro Tag geschätzt, was nach neuesten wissenschaftlichen Erkenntnissen als unschädlich angesehen wird. Dennoch sollte man versuchen, die Zufuhr von Transfettsäuren so niedrig wie möglich zu halten. Bei der Margarineherstellung entstehen Transfettsäuren durch die Umesterung und Härtung der Pflanzenfette. Deshalb sollten Sie beim Kauf von Margarine unbedingt auf Qualität achten oder Diätmargarine bevorzugen.

Transfettsäuren sind außerdem in geringeren Mengen in tierischen Produkten enthalten, da sie im Rindermagen gebildet werden. Frei von Transfettsäuren sind Pflanzenöle – und außerdem Fette von Tieren, die keine Wiederkäuer sind, also z. B. vom Schwein oder Geflügel.

Was Sie meiden sollten

Folgende Nahrungsmittel enthalten einen hohen Anteil an gesättigten Fettsäuren:

- Alle tierischen Produkte – und damit auch die daraus weiterverarbeiteten Lebensmittel
- Fettes Fleisch und Wurstwaren, wie z.B. Salami
- Vollmilch und fetthaltige Milchprodukte wie Butter oder Sahne
- Pflanzliches Palmkern- und Kokosöl
- Feste Brat- und Backfette wie z.B. Butter- oder Schweineschmalz und Palmfett

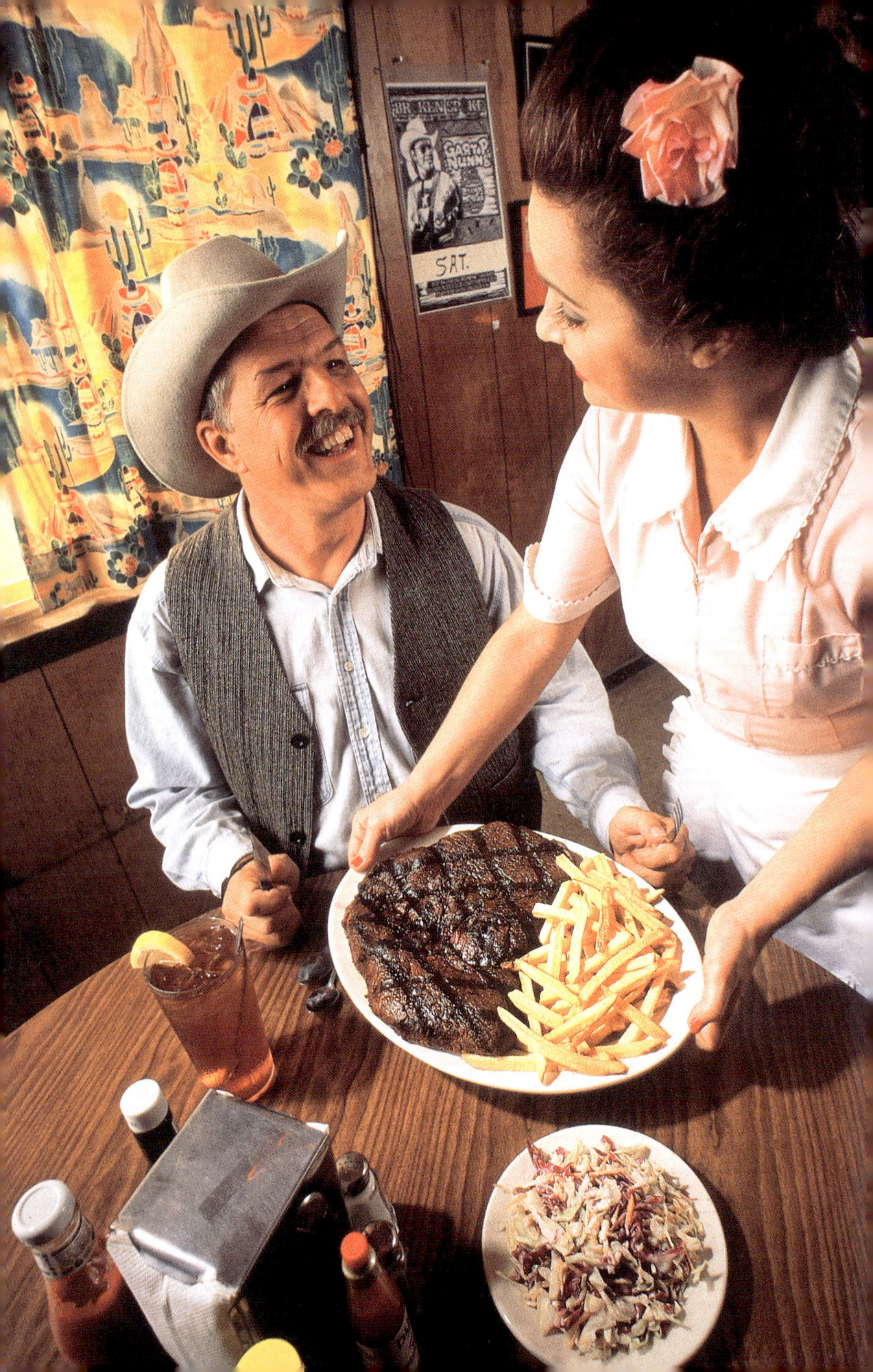
SAT.

Cholesterin als Risikofaktor

Viele reden von cholesterinreduzierter Kost, Ärzte mahnen zur fettarmen Ernährung, und dennoch wissen nur wenige, ab wann das Cholesterin im Blut kritisch wird und was ein erhöhter Cholesterinspiegel letztendlich bewirkt. Um ein mögliches Gesundheitsrisiko zu vermeiden und Krankheiten früh genug zu erkennen, sollten Sie Ihre Cholesterinwerte unbedingt regelmäßig von Ihrem Hausarzt kontrollieren lassen.

Warten Sie nicht ab, bis sich körperliche Beschwerden zeigen, sondern lassen Sie Ihre Blutfettwerte am besten im Rahmen einer gründlichen Routineuntersuchung regelmäßig von Ihrem Arzt kontrollieren.

Wie viel darf's denn sein?

Die meisten Menschen kennen ihren Cholesterinwert nicht. Dies ist nicht verwunderlich, denn meist geht man erst zum Arzt, wenn sich bereits körperliche Beschwerden einstellen. Darüber hinaus vergessen die meisten schon einmal die eine oder andere Vorsorgeuntersuchung, bei der man von Kopf bis Fuß durchgecheckt wird. Dennoch wäre es ratsam, mindestens alle zwei Jahre die Blutwerte kontrollieren zu lassen, um möglichen Gesundheitsschäden rechtzeitig vorzubeugen. Im Rahmen eines routinemäßigen Gesundheits-Check-ups übernehmen übrigens die gesetzlichen Krankenkassen die Kosten für diese Behandlung (siehe Seite 20). Wer jedoch bereits unter Herz-Kreislauf-Problemen, wie z. B. Herzbeschwerden, Bluthochdruck (Hypertonie) oder auch schmerzhaften Durchblutungsstörungen in den Beinen, leidet, sollte unbedingt seine Blutfettwerte regelmäßig messen lassen.

Was wird gemessen?

Bei einer routinemäßigen Überprüfung der Blutfettwerte wird auch die Höhe des Cholesterinspiegels gemessen. Entscheidend sind hierbei die Konzentrationen des HDL- und des LDL-Cholesterins im Blut.

Das Gesamtcholesterin, das der Arzt in Ihrem Blut misst, setzt sich in seiner Summe vor allem aus dem HDL- und dem LDL-Cholesterin zusammen. Das Verhältnis dieser beiden Lipoproteine zueinander kann sehr unterschiedlich sein. Entscheidend für die Risikobeurteilung ist also nicht primär das Gesamtcholesterin, sondern vielmehr die jeweilige Höhe des LDL- und des HDL-Cholesterins. Ideal ist es, wenn alle Werte im Normbereich liegen. Eine zu niedrige Konzentration an HDL-Cholesterin im Blut steigert das Gesamtrisiko, an Arteriosklerose zu erkranken, ebenso wie ein zu hoher LDL-Cholesterinspiegel. Daneben wird der Anteil an Triglyzeriden, einer weiteren Blutfettgruppe, gemessen. Gesamtcholesterinwerte zwischen 250 und 300 bedürfen einer regelmäßigen ärztlichen Kontrolle, noch höhere Werte sollten unbedingt behandelt werden.

Bei der folgenden Liste (alle Angaben in Milligramm Fett pro Deziliter Blut) handelt es sich um allgemeine Richtwerte, die Einschätzung Ihres Gesundheitszustandes sollten Sie freilich Ihrem Hausarzt überlassen.

Cholesterinrichtwerte

	Normalbereich	Grenzwert	Bedenkliche Werte
Gesamtcholesterin	Bis 200	200 bis 250	Über 250
davon LDL	Bis 135	135 bis 175	Über 175
davon HDL	Ab 45	35 bis 45	Unter 35
Triglyzeride	Bis 200	200 bis 400	Über 400
Risikobewertung	Optimale Einstellung	Zulässig, gelegentliche ärztliche Kontrollen	Regelmäßige ärztliche Kontrollen

Schotten dicht!

Sobald die Zellen mit Cholesterin gesättigt sind, schließen sie ihre Türen. Überschüssiges Cholesterin wird nicht mehr aufgenommen und zirkuliert weiter im Blut. Durch Umwelteinflüsse, Rauchen, mangelnde Bewegung oder falsche Ernährung kann sich das LDL-Cholesterin so verändern (oxidieren), dass es von der benötigten Zelle nicht mehr aufgenommen werden kann, weil es als Fremdkörper erkannt wird. Sofern es nicht vom schützenden HDL-Cholesterin aufgenommen und abtransportiert wird, pausiert es auf den Arterienwänden. Durch die Ablagerung des Cholesterins und anderer Blutbestandteile an den Blutgefäßwänden kann es langfristig zu einer Verengung dieser Gefäße kommen – Arteriosklerose entsteht.

Nicht nur eine falsche Ernährung kann den Cholesterinspiegel in die Höhe treiben. Auch Rauchen, Stress und verschiedene Erkrankungen sind Risikofaktoren, die möglichst schnell ausgeschaltet werden sollten.

Ursachen für erhöhte Cholesterinwerte

Daneben können jedoch auch andere Ursachen für einen erhöhten Cholesterinspiegel (Hypercholesterinämie) verantwortlich sein. Die Veranlagung spielt ebenso eine Rolle wie die Vererbung einer Stoffwechselerkrankung, durch die zu viel LDL-Cholesterin im Blut zirkuliert. Bei entsprechender Veranlagung können z. B. die Zellen das Cholesterin nur teilweise verwerten, und es kommt – meist in Verbindung mit falschen Ernährungsgewohnheiten und anderen äußeren Einflüssen – zu einem Anstieg von LDL im Blut. Hohe Cholesterinwerte können aber auch die Folge einer Erkrankung sein, z. B. einer Unterfunktion der Schilddrüse. Außerdem steigt der Cholesterinspiegel im Blut im Lauf eines Lebens an, weshalb ältere Menschen häufiger Cholesterinprobleme haben als jüngere. Auch leiden Männer häufiger an Hypercholesterinämie als Frauen.

Gesundheitsrisiko durch Stress

Auch Stress – ein an sich ganz natürlicher Vorgang – kann für den Körper eine Belastung werden, wenn er nicht verarbeitet werden kann. Die vom Körper u. a. in Form von Fetten bereitgestellte Energie wird nicht verbraucht und zirkuliert unbenötigt im Blut. Ärger aus dem Weg zu gehen ist nicht immer leicht, aber man kann lernen, mit Stress im Alltag besser umzugehen. Gute Möglichkeiten bieten hierzu verschiedene Entspannungstechniken (siehe Seite 22f.).

Arteriosklerose, eine Verkalkung der Blutgefäße, wird allgemein als Zivilisationskrankheit angesehen. Kein Wunder, denn sie wird durch Faktoren wie mangelnde Bewegung und einseitige Ernährungsweise begünstigt, die besonders in den westlichen Industriestaaten verbreitet sind.

Was bewirkt Arteriosklerose?

Die Verengung der Blutgefäße beginnt genau genommen bereits mit dem Tag der Geburt. Verschiedene Faktoren, wie z. B. der natürliche Alterungsprozess unserer Zellen und die genetische Veranlagung, beeinflussen das Fortschreiten der Gefäßverengung. Meist erst nach vielen Jahren – häufig in der zweiten Lebenshälfte – spürt der eine oder andere die Folgen dieser physiologischen Veränderung, die durch mangelnde Bewegung, einseitige Ernährungsweise und verschiedene psychische Faktoren noch beschleunigt werden kann.

Die Folgen von Arteriosklerose können erhebliche Durchblutungsstörungen in Armen und Beinen sowie im Gehirn sein. Darüber hinaus kann der erhöhte Blutdruck zu schwer wiegenden Erkrankungen des Herzes, der Nieren, der Augen und der Hirnregion führen. Durch die zunehmende Verengung der Blutgefäße erhalten unsere Organe und Zellen weniger Blut, das mit Sauerstoff und Nährstoffen angereichert ist. Langfristig nehmen sie durch diese Unterversorgung Schaden.

Bildet sich zudem noch ein Blutgerinnsel (Thrombus) in einem der Organe, kann dies im schlimmsten Fall sogar zum Tod führen. Ein Gerinnsel im Herz löst meist einen Herzinfarkt aus, da durch den Verschluss der Blutgefäße die Sauerstoffzufuhr zum Herz unterbrochen wird. Das Herzgewebe stirbt in einem solchen Fall innerhalb weniger Minuten ab. Je nach Schwere des Infarkts ist die Leistung des Herzes eingeschränkt oder vollständig erloschen.

Derartige Infarkte durch Blutgerinnsel können jedoch auch im Gehirn oder in den Nieren vorkommen. Durch den Verschluss lebenswichtiger, zuführender Blutgefäße wird die Versorgung dieser Organe unterbrochen, was einen Schlaganfall im Gehirn oder lebensgefährliche Nierenschäden zur Folge haben kann. Sind hingegen die feinen Arterien des Auges betroffen, kann ein Blutgerinnsel zur Beeinträchtigung der Sehkraft bis hin zur Erblindung führen.

Ein Herzinfarkt ist nur der Endpunkt einer langen Kette von Gesundheitsbelastungen, die durch eine falsche Lebensweise entstehen. Erkrankungen wie Arteriosklerose entwickeln sich nicht von einem Tag auf den anderen.

Weitere Ursachen für Arteriosklerose

Zu viel Cholesterin im Blut ist aber nur einer von vielen verschiedenen möglichen Faktoren, die zur Verengung der Blutgefäße führen.

Daneben sind erbliche Komponenten, andere Erkrankungen wie Diabetes mellitus oder Bluthochdruck, die Höhe der täglichen Zufuhr an Neutralfetten, die Ernährungsweise, die Häufigkeit der sportlichen Betätigung sowie die allgemeine Lebensweise (Rauchen, Alkohol), ebenso zu berücksichtigen wie Alter, Geschlecht und Körpergewicht.

Zur Vorbeugung von Arteriosklerose sollten also alle Faktoren gleichermaßen beachtet werden. Wenn Ihr Arzt einen erhöhten Cholesterinspiegel im Blut festgestellt hat, ist es wichtig, zunächst einmal die momentane Lebensweise zu überdenken und hier anzusetzen, um Veränderungen herbeizuführen.

Erste Anzeichen rechtzeitig erkennen

Um Herz-Kreislauf-Erkrankungen wie Arteriosklerose wirksam vorzubeugen, ist eine regelmäßige Routineuntersuchung durch den Arzt unerlässlich. Lassen Sie sich am besten alle zwei Jahre einmal von Kopf bis Fuß durchchecken.

Um Risikofaktoren wie Bluthochdruck, Blutfettwerte, Blutzucker und Herzstörungen rechtzeitig zu erkennen und so früh wie möglich auszuschalten, bieten die gesetzlichen Krankenkassen seit 1989 jedem Versicherten eine Untersuchung zur Früherkennung von Krankheiten an: den Gesundheits-Check-up. Diese Vorsorgeuntersuchung steht jedem Versicherten ab dem 36. Lebensjahr im Abstand von zwei Jahren zu. Sie umfasst vier wesentliche Teile:

- Erhebung der Krankengeschichte, eine ausführliche Untersuchung und ein ärztliches Gespräch über Krankheitsrisiken
- Blutabnahme zur Bestimmung der Blutzuckerwerte, des Cholesterinspiegels, eines bestimmten Nierenwertes, des Kreatinins, und der Harnsäure zur Beobachtung der Gichtkrankheit
- Urinuntersuchung
- Ein Elektrokardiogramm (EKG) zur Bestimmung von Herzstörungen, sofern die ersten drei Untersuchungen Hinweise darauf ergaben

Anschließend wird der Patient vom Arzt über die Ergebnisse der Untersuchung informiert und bei einer bereits beginnenden Erkrankung oder bei festgestellten Gesundheitsrisiken über sinnvolle Vorsorge- bzw. Behandlungsmöglichkeiten aufgeklärt.

Vorbeugende Maßnahmen

Neben einer gesunden und ausgewogenen Ernährung, die im Kapitel »Cholesterinarme Ernährung« noch ausführlich behandelt wird, sind folgende Empfehlungen für eine ausgeglichene Cholesterinbilanz wichtig.

Senkung der Risikofaktoren

Verschiedene Risikofaktoren wie Rauchen, allzu häufiger Alkoholkonsum, Übergewicht und Stoffwechselkrankheiten, wie z. B. Diabetes mellitus oder Fettstoffwechselstörungen, können einen ohnehin erhöhten Cholesterinspiegel zusätzlich negativ beeinflussen. Eine gesunde Lebensweise und eine ausreichende Versorgung bereits bestehender Erkrankungen ermöglichen oft schon den Verzicht auf eine medikamentöse Behandlung des erhöhten Cholesterinspiegels. Lassen Sie sich von Ihrem Hausarzt bezüglich eventuell bestehender Risikofaktoren beraten.

Medikamente sind nicht die alleinige Lösung, wenn Sie Probleme mit dem Cholesterinspiegel haben. An erster Stelle steht grundsätzlich eine gesunde Lebensführung, die oft eine Tabletteneinnahme überflüssig macht.

Sport für einen guten Cholesterinspiegel

Sport hat äußerst positive Auswirkungen auf die Cholesterinbilanz. Erstens wird das Verbrennen von Körperfetten, u. a. die des schlechten LDL-Cholesterins, gefördert und zweitens das HDL-Cholesterin vermehrt zur Verfügung gestellt. Somit ist Sport gleich doppelt wirksam: Der LDL-Cholesterinspiegel im Blut sinkt, und die HDL-Konzentration steigt an.

Geeignet sind Ausdauersportarten wie z. B. Radfahren, Laufen, Schwimmen, Tanzen oder Skilanglauf. Der Sport sollte regelmäßig ausgeübt werden und der körperlichen Konstitution und Kondition angepasst sein. Und damit Sie auch am Ball bleiben, sollte Ihnen die Sportart natürlich viel Spaß machen.

Steigern Sie die Länge der Trainingseinheiten nur ganz allmählich, anfangs genügen 20 bis 30 Minuten Sport wöchentlich. Später sollten Sie dann zwei- bis dreimal in der Woche trainieren. Am besten sprechen Sie sich mit Ihrem Hausarzt über Art und Häufigkeit der sportlichen Betätigung ab.

Gesundheitsrisiko Stress

Stress ist inzwischen zu einem regelrechten Modewort geworden. Viele Menschen haben in unserer schnelllebigen und leistungsorientierten Zeit das Gefühl, man könne nur dann etwas gelten, wenn man unter Stress leidet. Ein fatales Verhalten: Stress kann nicht nur psychischen Schaden anrichten, sondern auch zu körperlichen Veränderungen, im schlimmsten Fall zu irreparablen Schäden führen.

Stress – ein natürlicher Schutzmechanismus

Stress ist wahrscheinlich eines der grundlegendsten menschlichen Gefühle. Er tritt in ähnlicher Form auch bei Tieren auf und ist grundsätzlich eine biologisch sinnvolle Reaktion, die zum Überleben notwendig ist.

Eigentlich soll eine Stressreaktion den Menschen in die Bereitschaft versetzen, unvermittelt auf eine plötzliche Gefahr zu reagieren. Der Körper wird in Alarmbereitschaft versetzt und auf eine extrem kräftezehrende Handlung vorbereitet – entweder Kampf oder Flucht.

Was Stress im Körper bewirkt

Durch Stress wird das autonome Nervensystem im Körper aktiviert. Bestimmte Hormone, die so genannten Katecholamine (Adrenalin, Noradrenalin), die den Blutdruck erhöhen und den Puls beschleunigen, werden vermehrt ausgeschüttet. Diese Stoffe bewirken, dass die Blutgerinnungstendenz ansteigt und bestimmte Blutgefäße sich zusammenziehen. Ein weiteres Hormon, Kortisol, mobilisiert Energie in Form von Glukose und Fettsäuren. Dieser Stoffwechselvorgang ermöglicht es dem Körper, Höchstleistungen zu erbringen.

Stress ist nicht gleich Stress

Man unterscheidet zweierlei Formen von Stress: den Eustress und den Disstress. Eustress wirkt sich durchaus positiv auf unsere Gesundheit und unser Wohlbefinden aus. Er beflügelt unsere Leistungsfähigkeit und Lebenslust und kann uns zu Höchstleistungen anspornen. Nach diesem positiven Stresseffekt werden manche sogar richtig gehend süchtig, man denke nur an die so genannten Workaholics – Menschen, die ohne ihre Arbeit nicht leben können und oft mehr als 50 oder 60 Stunden pro Woche arbeiten.

Ein gewisses Maß an Stress kann in bestimmten Situationen sinnvoll sein. Er erhöht die Aufmerksamkeit und ermöglicht uns, über uns selbst hinauszuwachsen, wenn es einmal darauf ankommt.

Energie, die ins Leere läuft

Gefährlich kann Stress allerdings werden, wenn nichts Positives daraus geschöpft wird, wenn das im Körper frei gewordene Energiepotenzial überhaupt nicht genutzt werden kann. Dies können Situationen sein, in denen man viele Entscheidungen treffen oder einen ganzen Berg Arbeit bewältigen muss.

Negativer Stress kann aber auch durch einen großen seelischen Druck entstehen, bei Problemen mit dem Vorgesetzten, mangelnder Zuwendung oder Isolation.

Gefahr durch Stress

Es gibt natürlich auch Menschen, die in jeder noch so stressigen Situation einen kühlen Kopf bewahren können und scheinbar ein so dickes Fell besitzen, dass jeglicher negative Druck an ihnen abprallt. Wer dem Leben mit seinen täglichen Anforderungen jedoch weniger gelassen entgegentritt, schadet nicht nur seinem seelischen, sondern auch dem körperlichen Wohlbefinden. Angestauter Ärger und Stress bewirken, dass die freigesetzten Fettsäuren und Zuckerbausteine nicht abgebaut werden. Die überschüssigen Fettsäuren können sich im Lauf der Zeit an den Arterienwänden ablagern und Herz-Kreislauf-Erkrankungen auslösen.

Außerdem reagieren viele Menschen auf Stresssituationen mit regelrechten Heißhungeranfällen. Im Lauf der Zeit führt dies zu Übergewicht, einem Risikofaktor für verschiedene Krankheiten.

Stress abbauen

Eine ruhigere und damit gesündere Lebensweise beginnt damit, Probleme in einem anderen Licht zu betrachten und Stresssituationen gelassener anzugehen.

- Entspannungsübungen wie autogenes Training, Qi Gong oder Yoga können dabei helfen, altgewohnte Verhaltensweisen zu verändern.
- Angestautem Ärger sollte man Luft machen, indem man ihn durch Sport und Bewegung abreagiert.
- Versuchen Sie, eine Stresssituation mit etwas Distanz zu betrachten und das Energiepotenzial positiv zu nutzen.

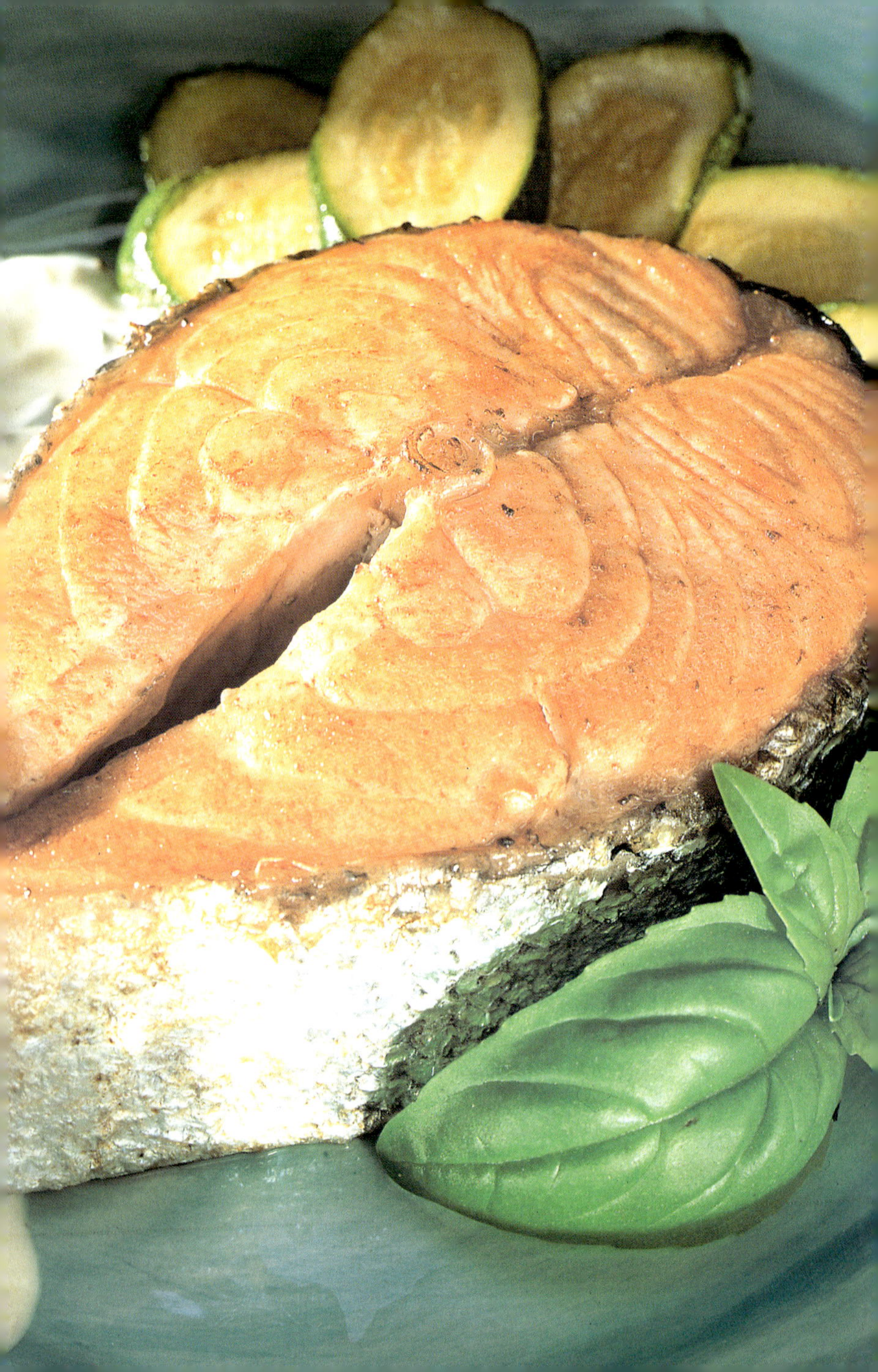

Cholesterinarme Ernährung

Damit ein erhöhter Cholesterinspiegel nicht eines Tages schwer wiegende gesundheitliche Folgen nach sich zieht, steht für betroffene Menschen eine vernünftige Ernährung an erster Stelle. Doch keine Angst – eine cholesterinfreundliche Lebensweise bedeutet nicht gleich den Verzicht auf alle Gaumenfreuden. Es kommt nur auf die richtige Auswahl und Zusammenstellung der Nahrungsmittel an.

Vernünftig essen mit Genuss

Neben einer regelmäßigen Kontrolle der Blutfettwerte und einer gesunden Lebensführung trägt die richtige Ernährung wesentlich zur Senkung des Cholesterinspiegels bei. Eine ganze Reihe wichtiger Faktoren in unserer täglichen Ernährung können unseren Cholesterinspiegel positiv, aber auch negativ beeinflussen. Übergewicht, Stress, Bewegungsmangel und übermäßiger Alkoholkonsum sind die großen Feinde unseres Herz-Kreislauf-Systems.

Dennoch müssen Menschen mit erhöhtem Cholesterinspiegel nicht auf liebgewonnene Gewohnheiten oder den Genuss beim Essen verzichten. In den nächsten Kapiteln erfahren Sie die wichtigsten Grundregeln für eine cholesterinarme Ernährung. Anhand von attraktiven Rezepten lernen Sie, diese Grundregeln in Ihrer Küche kreativ umzusetzen. Sie werden sehen: Es ist gar nicht schwer, sich richtig zu ernähren.

Nicht nur Ihrem Cholesterinspiegel zuliebe sollten Sie auf eine ausgewogene Ernährung achten. Stimmt die Auswahl und Zubereitung der täglichen Lebensmittel, lässt sich so mancher Gang zum Arzt ersparen.

Die Fitnesspyramide

Die Fitnesspyramide stellt das Grundprinzip einer vernünftigen und vitalen Ernährung bildlich umgesetzt dar. Sie enthält alle wichtigen Nahrungskomponenten in unterschiedlicher Gewichtung – je weiter unten eine Nahrungsmittelkategorie steht (siehe Tabelle Seite 29), desto größer sollte ihr Anteil an Ihrer täglichen Ernährung sein. Eine solche Pyramide bildet mit ihren einzelnen Stufen den Rahmen für eine cholesterinfreundliche Kost.

Damit der Körper alles, was er braucht, in der richtigen Zusammenstellung und der richtigen Menge erhält, ist eine ausgewogene Ernährung optimal. Der Fitnesspyramide liegt dieses Prinzip zugrunde.

Die Grundlage der Fitnesspyramide

Die meisten Ernährungsempfehlungen bezogen sich bisher auf die relative Zusammensetzung der Hauptnährstoffe Kohlenhydrate, Fett und Eiweiß. Die meisten Lebensmittel können jedoch nicht so einfach einer dieser Kategorien zugeteilt werden, da sie meist aus einer Mischung aller drei Komponenten bestehen. Die Fitnesspyramide trägt diesem Umstand Rechnung und enthält alle wichtigen Hauptnährstoffe in den ernährungsphysiologisch richtigen Relationen und gibt an, für welche Bereiche die einzelnen Lebensmittelgruppen von Wichtigkeit sind.

Stufe 1 – Lebenskraft

Die größte Gruppe der Fitnesspyramide bilden Brot, Getreideprodukte, Gemüse und Gemüsesäfte (siehe Spalte »Power« in der Tabelle auf Seite 29). Diese Lebensmittel geben Ihnen durch langkettige Kohlenhydrate die Kraft, die Sie den ganzen Tag über fit hält, und sorgen für eine gute Verdauung. Aus dieser Gruppe sollten Sie mengenmäßig am meisten, etwa fünf bis sechs Portionen, verzehren.

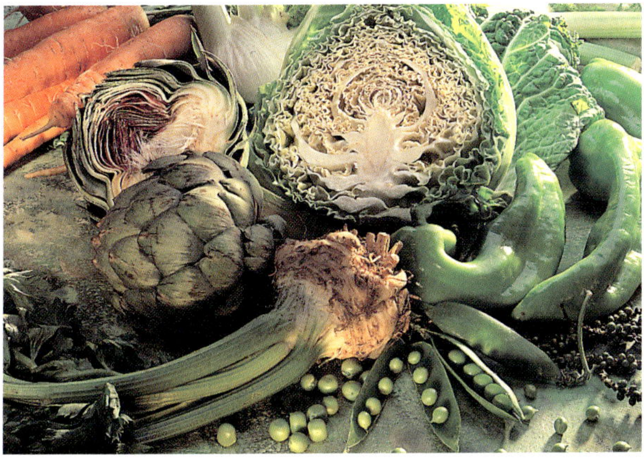

Mit frischem Gemüse und Hülsenfrüchten sind Sie ernährungsmäßig auf der richtigen Seite: Ballaststoffe und Vitamine gibt es hier in Hülle und Fülle.

Stufe 2 – Aufbau

»Building« (Aufbau) ist die nächste Stufe, die sich aus Fleisch, Milchprodukten, Fisch und Eiern zusammensetzt. Diese eiweißreichen Nahrungsmittel werden für den Muskel- und Knochenaufbau und für den reibungslosen Ablauf Ihres Stoffwechsels benötigt. Aus dieser Gruppe wählen Sie täglich zwei bis drei Portionen aus.

Die Fitnesspyramide führt das Grundprinzip einer gesunden Ernährung in anschaulicher Weise vor. So können Sie sich rasch einen Überblick verschaffen, ohne erst aufwändig Kalorien und Nährwerte zu zählen.

Stufe 3 – Zellschutz

Obst und Obstsäfte sorgen durch Vitamine, Mineralien, Flavonoide und andere Biostoffe für die notwendige »Protection«, also für den Schutz Ihrer Zellen und halten Ihren Stoffwechsel auf Trab. Durch die schnelle Verfügbarkeit des Fruchtzuckers sind Sie für Stresssituationen bestens gewappnet. Täglich sollten Sie mindestens zwei Portionen verzehren!

Stufe 4 – Energie

»Energy« (Energie) liefern die Fette und Öle, die für eine ausgewogene Ernährung unentbehrlich sind.

Durch sie kann sich die Wirkung der fettlöslichen Vitamine A, D, E und K im Körper erst entfalten. Außerdem sind Fette und Öle wichtige Aromaträger, die für den Genuss beim Essen sorgen. Da Fett nicht gleich Fett ist, sollten Sie hier bei der Auswahl besonders sorgfältig sein – bevorzugen Sie pflanzliche Fette mit einem möglichst hohen Anteil an einfach und mehrfach ungesättigten Fettsäuren (siehe Seite 12).

Zu einer ausgewogenen Ernährung gehört auch Fett – natürlich in Maßen. Insgesamt sollten es gemäß den Empfehlungen der Deutschen Gesellschaft für Ernährung täglich nicht mehr als etwa 60 Gramm sein.

Stufe 5 – Vitalität

Man sieht sie nicht und schmeckt diese Substanzen nicht, dennoch sind Vitalstoffe für Gesundheit und Wohlbefinden unerlässlich. Durch ihren hohen Vitamin- und Mineralstoffgehalt ergänzen sie die tägliche Ernährung optimal und könnten deshalb auch als Nahrungsergänzungsstoffe bezeichnet werden. Sie enthalten bioaktive Stoffe, die Ihren Körper vor Infektionen bewahren, sie steigern die Konzentration und fördern die Verdauung. Samen, Sprossen, Kräuter und Nüsse geben Ihnen zusätzlich die »Vitality« (Vitalität), die Sie für den ganzen Tag brauchen.

Stufe 6 – Mineralien

Mineralwasser weist von allen Lebensmitteln die höchste Mineralstoffdichte auf und versorgt Ihren Körper mit notwendigen »Minerals« (Mineralstoffen und Spurenelementen). Da der menschliche Organismus zu 60 Prozent aus Wasser besteht, ist eine tägliche Flüssigkeitszufuhr von ca. zwei bis drei Liter notwendig.

Mineralwasser mit sehr hohem Sulfatgehalt (mindestens 1600 Milligramm pro Liter) wirkt sich übrigens unmittelbar positiv auf den Cholesterinspiegel aus, da es die Gallensäureproduktion anregt, die dem Blut Cholesterin entzieht (siehe Seite 56).

Stufen der Fitnesspyramide		
Pyramidenstufe	**Aufbau**	**Wirkung**
Minerals	Mineralstoffe, Spurenelemente wie Kalzium, Kalium, Kupfer	Hohe Mineralstoffdichte für eine funktionale Ernährung
Vitality	Vitalstoffe; Samensprossen, Kräuter oder Nüsse	Vitamin- und mineralstoffreich; verdauungsfördernd, antibiotisch, die Konzentration steigernd
Energy	Vor allem Brennstoffe; Fette und Öle	Unentbehrlicher Treibstoff; Schlüssel für Vitaminverwertung; Vitamin-E-Träger
Protection	Schutzstoffe; z. B. Obst und Obstsäfte für Ihren Stoffwechsel	Hohe Vitamindichte; Schutzstoffe; enzymatische Wirkung
Building	Aufbaustoffe; z. B. Fleisch, Milch, Milchprodukte, Fisch und Eier	Hochwertiges Eiweiß; Vitamine der B-Gruppe und Eisen; reich an Kalzium, Lezithin, Omega-3-Fettsäuren
Power	Kraftstoffe; z. B. Getreideprodukte, Brot, Gemüse und Gemüsesäfte	Leistungs- und konzentrationsfördernd; konstanter Blutzuckerspiegel; vitamin- und mineralstoffreich

Die Wochenbilanz muss stimmen

Ein vielfältiger und abwechslungreicher Speiseplan verhindert, dass Eintönigkeit und Routine bei den Mahlzeiten herrscht. Zudem wird Ihr Körper optimal mit den notwendigen Nährstoffen versorgt.

Da es aufgrund verschiedener Umstände (Beruf, Reisen, Schule) nicht immer ganz leicht ist, sich entsprechend der Fitnesspyramide zu ernähren, sollte man regelmäßig zum Wochenende oder bei abweichendem Arbeitsrhythmus zu Beginn jeder Freizeitphase überlegen, welche Lebensmittel bevorzugt gegessen wurden, und in der Wochenbilanz vernachlässigte Nährstoffe ergänzen.

Die gemischte Kost macht's

Versuchen Sie, Ihren Ernährungsplan möglichst abwechslungsreich und wenig einseitig zu gestalten. Eine Mischkost, bei der Fleisch, Gemüse, Brot, Getreide, Obst, Milch und Milchprodukte in ausgewogenem Verhältnis enthalten sind, versorgt Sie ideal mit allen wichtigen Nährstoffen und gewährleistet, dass diese auch optimal vom Körper aufgenommen werden.

Das richtige Verhältnis

Damit Sie sich die Mengenverhältnisse der einzelnen Fitnessstufen besser vorstellen und Ihren Tagesplan danach ausrichten können, finden Sie hier die tägliche Nährstoffbilanz zusätzlich prozentual erfasst:

- **Power** (Kraftstoffe): 55 Prozent
- **Building** (Aufbaustoffe): 30 Prozent
- **Protection** (Schutzstoffe): 10 Prozent
- **Energy** (Brennstoffe): 5 Prozent

Vitality (Vitalstoffe) und **Minerals** (Mineralstoffe) sind Nahrungsergänzungsstoffe und brauchen deshalb nicht prozentual erfasst werden.

Pflanzliche Lebensmittel

Aus einer gesunden und ausgewogenen Ernährung sind pflanzliche Lebensmittel wie z. B. Gemüse, Obst, Getreide und Kräuter natürlich nicht wegzudenken. Sie enthalten viele Vitamine und Mineralstoffe und sorgen durch ihren hohen Ballaststoffgehalt für eine gute und regelmäßige Verdauung. Cholesterin ist in pflanzlichen Produkten grundsätzlich nicht enthalten. Deshalb ist es zur Regulierung des Cholesterinspiegels unbedingt ratsam, die Essgewohnheiten zu kontrollieren und reichlich pflanzliche Lebensmittel in Ihren täglichen Ernährungsplan einzubauen. Und bei der großen Vielfalt an Obst- und Gemüsesorten findet sich wirklich für jeden Geschmack das Richtige.

Auch wenn Cholesterin grundsätzlich nur in tierischen Lebensmitteln enthalten ist, macht es wenig Sinn, ganz auf diese zu verzichten. Denn gerade Milch und Milchprodukte, Fleisch und Fisch liefern dem Körper lebensnotwendige Mineralstoffe und Vitamine.

Lebensmittel vom Tier

Doch auch tierische Produkte gehören in einen ausgewogenen Ernährungsplan. Milch und Milchprodukte, Fleisch, Fisch und Eier enthalten viele Vitamine, Mineralstoffe und lebenswichtiges Eiweiß.
Fleisch versorgt den Körper zudem optimal mit dem Spurenelement Eisen, das besonders wichtig für die Blutbildung und das Immunsystem ist. Außerdem fördert Fleisch die Aufnahme von Eisen, Zink, Selen und Vitamin A aus pflanzlichen Lebensmitteln.
Wenigstens einmal pro Woche sollten Sie Fisch essen, denn er enthält reichlich Eiweiß, Mineralstoffe, die Vitamine A und D sowie die Vitamine der B-Gruppe. Meeresfische enthalten außerdem eine Menge Jod, ein Spurenelement, das sehr wichtig für unsere Schilddrüse ist. Fische sind allgemein fettarm, enthalten jedoch besonders wertvolle Fettsäuren, die sich günstig auf Kreislauf und Cholesterinspiegel auswirken.

Genießen erlaubt

Prinzipiell sollten Sie essen, was Ihnen schmeckt. Wichtig ist es nur, die Grundsätze einer gesunden und abwechslungsreichen Ernährung im Auge zu behalten.

Sich gesund zu ernähren bedeutet nicht, auf den Genuss beim Essen verzichten zu müssen. Denn um eine vernünftige Ernährung auch konsequent umsetzen zu können, muss sie zunächst einmal Spaß machen und schmecken. Grundsätzlich müssen Sie sich nicht kasteien und auch im Rahmen einer gesunden Ernährung auf nichts verzichten. Es kommt nur auf das »Wie viel« und das »Wie oft« an.

Nehmen Sie sich auch viel Zeit zum Essen. Bereiten Sie sich Ihr Gericht nach Möglichkeit liebevoll zu, und setzen Sie sich an einen schön gedeckten Tisch zum Essen, denn das Auge isst natürlich immer mit. Vergessen Sie aber neben allen gut gemeinten Ernährungsratschlägen bitte nicht, dass zu einer gesunden Lebensweise neben einer ausgewogenen Ernährung auch ausreichend Bewegung gehört.

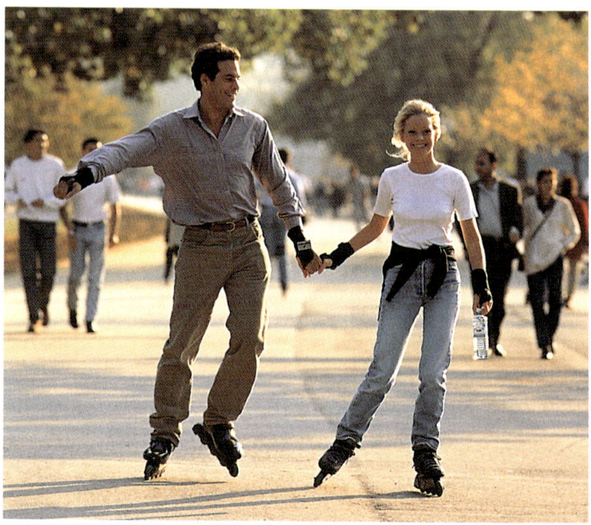

Bleiben Sie in Bewegung. Sport schützt vor Übergewicht und hält Ihren Cholesterinspiegel niedrig.

Grundsätze zur Cholesterinsenkung

Um einen erhöhten Cholesterinspiegel zu senken, muss man nicht unbedingt zu Tabletten greifen. Medikamente werden in der Regel erst dann eingesetzt, wenn sich trotz konsequent ausgewogener Ernährung, Regulierung des Körpergewichts und einer gesunder Lebensweise nach drei bis sechs Monaten die Cholesterinwerte nicht senken lassen. Und selbst dann, wenn die Einnahme von Medikamenten notwendig sein sollte, ist es sinnvoll, sich zusätzlich cholesterinbewusst zu ernähren, da dadurch die Tablettenmenge gesenkt und mögliche Nebenwirkungen reduziert werden können. Ausreichende Information durch einen Arzt oder Ernährungswissenschaftler sind jedoch selbstverständlich auch hier die unerlässliche Voraussetzung. Die Grundsätze auf den folgenden Seiten sollten nicht nur von Menschen mit bereits erhöhtem Cholesterinspiegel beachtet werden.

Übergewicht kann eine Reihe von ernsthaften Erkrankungen begünstigen und treibt auch den Cholesterinspiegel in die Höhe. Wer also zu viele Pfunde auf die Waage bringt, sollte etwas für die Gesundheit tun und sein Gewicht reduzieren.

Das Übergewicht senken

Das heutige Schönheitsideal fordert die schlanke Linie, und alle Welt redet vom Idealgewicht. Doch Übergewicht ist nicht lediglich ein ästhetisches Problem, denn es treibt den Cholesterinspiegel nachweislich in die Höhe. Deshalb ist es ratsam, überflüssige Pfunde loszuwerden, um gleich zwei Fliegen mit einer Klappe zu schlagen. Durch eine Gewichtsnormalisierung sinken neben einem erhöhten Cholesterinspiegel im Blut auch andere Risikofaktoren für Herz-Kreislauf-Erkrankungen, die durch das Übergewicht möglicherweise entstanden sind: Bluthochdruck (Hypertonie), Blutzuckerkrankheit (Diabetes mellitus) oder Gicht.

Nahrungsmittel zur Energiegewinnung

Versuchen Sie, sich möglichst objektiv zu betrachten und einzuschätzen, ob Sie wirklich übergewichtig sind. Sprechen Sie am besten auch mit Ihrem Hausarzt oder einer Ernährungsberaterin über Gewichtsprobleme und eine sinnvolle Diät.

Übergewicht entsteht, wenn man mehr Energie in Form von Nahrungsmitteln zu sich nimmt, als der Organismus für die Aufrechterhaltung seiner Funktion benötigt. Jeder Nährstoff erfüllt hierbei unterschiedliche Aufgaben: Eiweiß ist das Grundgerüst unserer Körperzellen und somit für den Aufbau der verschiedenen Körpersubstanzen und -strukturen notwendig, während Kohlenhydrate in erster Linie für die Energieversorgung des Gehirns und der Blutzellen benötigt werden. Fett dient als Baustoff und wird für die Elastizität der Zellen benötigt. Außerdem stellt es die notwendige Energie bereit und sorgt u. a. dafür, dass fettlösliche Vitamine verwertet werden können.

Wann spricht man von Übergewicht?

Eine simple Methode zur Berechnung des Normalgewichts kennen Sie sicherlich: Körpergröße in Zentimeter minus 100 ergibt das Normalgewicht. Sie gibt Ihnen einen groben Hinweis, ob Ihre Waage zu viel oder zu wenig anzeigt. Mehr als zehn Prozent über dem so errechneten Normalgewicht kann bereits zu Erkrankungen des Herz-Kreislauf-Systems führen. Übergewichtige sollten daher versuchen, die Energiezufuhr im Rahmen einer ausgewogenen Ernährung einzuschränken und so langfristig das Körpergewicht zu regulieren. Auf keinen Fall sollten Sie jedoch versuchen, gewaltsam an Gewicht zu verlieren, indem Sie die Essenszufuhr auf ein Minimum reduzieren. Ein Ernährungsplan mit etwa 1200 Kilokalorien (kcal) pro Tag ist für eine langsame, aber dafür dauerhafte Gewichtsabnahme geeignet.

Abnehmen leicht gemacht

Für den Fall, dass Sie ein paar Pfunde verlieren möchten, finden Sie hier zwölf Tipps aufgelistet, die Ihnen den Weg zum Ziel leichter machen. Schließlich sollen Sie sich beim Abnehmen nicht unnötig quälen.

Tipp 1 – Diätverzicht

Ganz wichtig: Lassen Sie sich nicht von einer Blitz- oder Wunderdiät verführen. Diäten mit dem Motto »Zehn Pfund in zehn Tagen« sind meist einseitig, schwemmen nur Körperwasser aus und programmieren Misserfolg und Frustrationsgefühle vor.

Eine Diät heißt in erster Linie gesunde Lebensführung. Versuchen Sie nicht, sich für eine Zeit lang radikal einzuschränken, denn so wächst Ihr Heißhunger auf die «verbotenen Früchte« erst recht. Versuchen Sie stattdessen, Ihre Ernährungsweise allgemein umzustellen.

Tipp 2 – Geduld

Setzen Sie sich realistische Ziele bei der Gewichtsabnahme. Gehen Sie beispielsweise von ein bis zwei Pfund Gewichtsverlust pro Woche aus, innerhalb eines halben Jahres kommen Sie dann auf gut 10 bis 20 Kilogramm. Diese Geduld müssen Sie aufbringen, sonst bewegt sich der Zeiger Ihrer Waage zwar nach unten, um dann jedoch wie ein Jo-Jo wieder nach oben zu schnellen. Geduld haben heißt auch, dass Sie nicht dreimal am Tag auf die Waage steigen sollten; es genügt, das Gewicht alle zwei Tage zu kontrollieren.

Tipp 3 – Der kleine Hunger zwischendurch

Wer Appetit hat, sollte sofort essen! Allerdings sollten Sie nicht wahllos und auch nicht zu jedem beliebigen Lebensmittel greifen. Gesunde Appetitzügler sind: heiße Brühe, ein Glas Milch, etwas Vollkornbrot, Salat, Gurken, Möhren, Tomaten, Radieschen. Lebensmittel mit viel Volumen und wenig Kalorien sind genau richtig für den Heißhunger zwischendurch.

Tipp 4 – Abwarten

Überprüfen Sie einmal grundsätzlich Ihre Essgewohnheiten. Sicherlich gibt es auch in Ihrem Leben die eine oder andere Situation, in der Sie essen, obwohl Sie keinen Hunger verspüren. Versuchen Sie, diese Verhaltensmuster zu durchbrechen.

Während der Gewichtsabnahme sollten Sie nichts essen, wenn Sie keinen Appetit verspüren. Das klingt auf Anhieb logisch. Aber überprüfen Sie genau, ob Sie nicht gelegentlich einfach aus Gewohnheit essen, z. B. zur Kaffeezeit. Diese Regel ist einfach einzuhalten: ohne Appetit kein Essen!

Tipp 5 – Keine Verbotsliste

Essen Sie nur das, was Ihnen schmeckt! Diese Regel erscheint nur auf den ersten Blick selbstverständlich. Manche selbst erdachten Diätvorschriften enthalten viele Nahrungsmittel, die man eigentlich gar nicht mag. Die köstlichen Sachen stehen alle auf der Verbotsliste. Wer so abnehmen will, bricht ganz sicher bald all seine gut gemeinten Vorsätze. Also: Vergessen Sie alle Verbote, denn Ihre Diät muss auch Genuss bieten, damit Sie durchhalten.

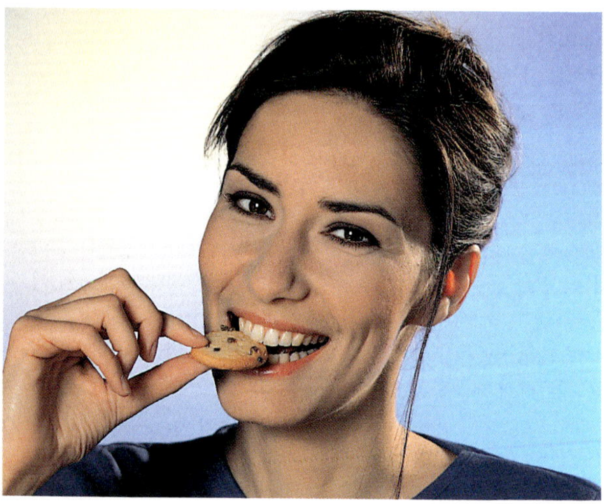

Für den kleinen Hunger empfiehlt sich immer ein Stück Obst oder etwas Rohkost.

Tipp 6 – Risikozone Supermarkt

Der Supermarkt wird zur Risikozone ersten Grades erklärt. Zum einen wegen der verlockenden Sonderangebote und zum anderen wegen der inneren Stimme: Da kann ich einfach nicht widerstehen. Machen Sie es sich außerdem zur Gewohnheit, niemals hungrig einkaufen zu gehen. Mit leerem Magen füllen Sie Ihren Einkaufskorb nämlich ganz bestimmt mit vielen unnötigen und kalorienreichen Lebensmitteln. Nur ein genauer Einkaufszettel hilft hier, den 1000 Verlockungen zu widerstehen. Denn was eingekauft wird, wird heute oder morgen auch verspeist.

Im Alltag lauern etliche Fallen, in die Sie beim Abnehmen tappen könnten. Man denke nur an den täglichen Einkauf oder die Vorratskammer, die mit köstlichen und kalorienreichen Lebensmitteln gefüllt ist. Versuchen Sie besonders zu Beginn der Ernährungsumstellung, diese Fallen zu umgehen.

Tipp 7 – Vorbremsen

Eine heiße Brühe vor der warmen Mahlzeit, ein Salatteller vorweg, ein kleiner Apfel, eine rohe Karotte oder Kohlrabi zum Knabbern oder ein Glas Magermilch sorgen ohne viele Kalorien für eine intensivere Sättigung danach. Und das ist es doch, was Sie wollen: gesättigt vom Tisch aufstehen, ohne Magendruck und Völlegefühl, dafür mit Motivation, Leistungsfähigkeit und wenigen Kalorien.

Tipp 8 – Vorratsfalle meiden

Kein Warenlager mit Vorräten anlegen! Natürlich gibt es 100 gute Gründe für den Vorrat, aber es gibt nur ein einziges, doch ausschlaggebendes Argument gegen den Vorrat: Vorräte im Haus sind eine Falle, die man selbst aufstellt und in die man dann prompt hineintappt. Nur die Tiefkühltruhe darf etwas voller sein. Denn: Spontanen Appetit werden Sie sicher nicht mit Tiefkühlkost befriedigen, die Sie erst noch aufwändig zubereiten müssen.

Tipp 9 – Langsam essen

Das Sättigungsgefühl stellt sich beim Essen mit einer zeitlichen Verzögerung von 15 bis 20 Minuten ein, die Sie dazu verleiten kann, mehr zu essen, als Sie eigentlich wollen. Deshalb sollten Sie auf keinen Fall das Essen in sich hineinschlingen, sondern langsam essen, damit sich das Sättigungsgefühl einstellen kann. Eine andere Möglichkeit wäre, kleine Bissen zu sich zu nehmen und immer wieder kurze Pausen dazwischen einzulegen.

Schaffen Sie sich beim Essen eine angenehme und entspannte Atmosphäre, um Ihre Mahlzeiten bewusst zu genießen. Wenn Sie während der Mahlzeit in einer Zeitschrift blättern oder fernsehen, essen Sie schnell einmal mehr als nötig.

Tipp 10 – Restefalle meiden

Bei den Hauptmahlzeiten darf der Esstisch nicht überladen werden. All die köstlichen Speisen auf dem Tisch verstärken den Appetit und laden dazu ein, kräftig zuzulangen. Auch Reste sind ein Problem, denn sie bedeuten immer, dass sich jemand opfern muss. Dieses Opfer bedeutet jedoch Kalorien. Vorschlag: Servieren Sie Tellergerichte! Richten Sie die Mahlzeiten in der Küche schön garniert an, und verwenden Sie etwas kleinere Teller, die dann gut gefüllt aussehen.

Tipp 11 – Kampf dem Kummerspeck

Auch die Seele verlangt nach Nahrung, allerdings in Form von Liebe und Zuwendung. Viele Menschen versuchen einen Mangel an dieser Seelennahrung mit häufig sehr zucker- und fettreichen Seelentröstern auszugleichen. Das Ergebnis kann sich dann in Form von ungewollten Pfunden auf den Hüften zeigen. Der Volksmund spricht treffend vom Kummerspeck. Da sich diese ungesunde Gewohnheit oft über Jahre verfestigt, ist es sicherlich nicht leicht, sie loszuwerden. Aber folgende Regel sollten Sie unbedingt beachten, wenn die Gemütsverfassung Ihre Diät außer Kraft setzen will:

Versuchen Sie jetzt nicht, erst recht standhaft zu bleiben! Denn erst dann schaukeln sich die Gedanken ans Essen hoch. Sorgen Sie – falls Sie öfter unter solchem Stressappetit leiden – vor, indem Sie immer kalorienarme Lebensmittel in greifbarer Nähe haben.

Tipp 12 – Belohnung

Abnehmen ist keine Selbstverständlichkeit, sondern eine schwere Aufgabe, die Sie sich zumuten, aber auch zutrauen. Für diesen Schritt in ein gesünderes Leben sollten Sie sich belohnen. Machen Sie sich bewusst, wie viel Gutes Sie für sich und Ihren Körper tun, wenn Sie Ihr Essverhalten ändern. Lassen Sie sich nicht von Rückschlägen entmutigen, auch sie gehören dazu. Wenn Sie dennoch weitermachen, beweisen Sie, wie viel Stärke und Willenskraft in Ihnen steckt.

Setzen Sie sich beim Abnehmen nicht unnötig unter Druck. Schließlich geht es nicht darum, einen Diätenrekord aufzustellen, sondern vielmehr um einen wichtigen Schritt in Richtung auf eine gesündere Lebensweise, und auf diesen Schritt können Sie stolz sein.

Ausreichende Flüssigkeitszufuhr

Für eine erfolgreiche Gewichtsreduzierung ist es unerlässlich, ausreichend zu trinken, denn so werden Schlacken ausgeschwemmt und das Hungergefühl eingedämmt. Pro Tag sollten Sie zwei bis drei Liter Flüssigkeit zu sich nehmen.

- Ideal ist Mineralwasser: Es löscht den Durst, enthält keine Kalorien und wirkt sehr erfrischend. Achten Sie jedoch darauf, dass der Natriumgehalt nicht mehr als 20 Milligramm pro Liter beträgt.
- Fruchtsäfte und Früchtetees eignen sich nur zur Ergänzung, denn sie enthalten Säuren, die den Magen reizen können.
- Milch liefert viel Kalzium und Vitamine, allerdings sollten Sie nur fettarme Milch und auch nur höchstens einen halben Liter pro Tag trinken.

Die Fettzufuhr einschränken

Lange Zeit hielt man Kohlenhydrate für die Hauptverursacher von Übergewicht. Inzwischen weiß man, dass Lebensmittel wie Nudeln oder Kartoffeln nicht zu den Dickmachern zählen, sondern die Art ihrer Zubereitung für überschüssiges Fett verantwortlich zu machen ist.

Gemäß den Empfehlungen der Deutschen Gesellschaft für Ernährung sind ca. 60 Gramm Fett pro Tag völlig ausreichend. In Deutschland nehmen jedoch viele Menschen häufig mehr als 130 Gramm pro Tag zu sich. Alles, was über den Energiebedarf des Körpers hinausgeht, wird jedoch in den Fettdepots gespeichert und führt langfristig zu Übergewicht. Außerdem bewirkt eine fettreiche Ernährung mit der Zeit hohe Blutfettwerte, u. a. auch einen erhöhten Cholesterinspiegel. Das überschüssige Cholesterin aber lagert sich an den Blutgefäßen ab und führt nach und nach zu einer Verengung dieser Gefäße.

Auf was Sie achten sollten

Oft liefern fettreiche Lebensmittel auch gleichzeitig eine Menge Cholesterin. Es sind vor allem die gesättigten Fettsäuren, die unseren Cholesterinspiegel in die Höhe treiben. Diese sind in erster Linie in tierischen Produkten, wie z. B. Fleisch, Eiern, Milch und Milchprodukten, zu finden. Zwar sind nicht alle tierischen Fette auch cholesterinerhöhend, der Großteil der gesättigten Fettsäuren bewirkt jedoch bei den so genannten Respondern einen Anstieg an Cholesterin im Blut. Sie sollten daher den Verzehr von tierischen Lebensmitteln einschränken bzw. den mageren Fleischsorten und fettarmer Milch und Milchprodukten den Vorzug geben. Achten Sie vor allem auf die versteckten Fette in Lebensmitteln. Nicht nur sichtbare Fette, z. B. der Fettrand am Schinken oder Streichfette, erhöhen den Cholesterinspiegel, sondern auch die unsichtbaren Fette in Kuchen, Wurstwaren, Käse und Süßigkeiten enthalten häufig große Mengen an gesättigten Fettsäuren.

Gesundheit aus dem Meer

Unter den tierischen Lebensmitteln, die oft cholesterinerhöhend wirken, gibt es eine Ausnahme: Fische enthalten nur wenig gesättigte Fettsäuren, sind dafür aber reich an Omega-3-Fettsäuren, denen eine Schutzwirkung gegen Arteriosklerose nachgesagt wird und die keinen negativen Effekt auf den Cholesterinspiegel ausüben. Bevorzugen sollten Sie jedoch eher kurzlebige Meeresfische wie Kabeljau oder Makrele als langlebige Fischsorten wie Hai oder Heilbutt, da sich in kurzlebigen Fischen weitaus weniger gesundheitsschädliche Schwermetalle ablagern.

Ein- bis zweimal pro Woche sollten Sie einen Fischtag einlegen, besonders Lachs, Makrele und Seelachs sind nicht nur sehr wohlschmeckend und lassen sich in abwechslungsreichen Variationen auf den Tisch bringen, sondern enthalten auch reichlich Omega-3-Fettsäuren, die Arteriosklerose vorbeugen können.

Kohlenhydrate kontra Fett

Während überschüssiges Fett im Fettgewebe von Bauch, Hüften und Po gespeichert wird, zeigen neueste wissenschaftliche Erkenntnisse: Kohlenhydrate werden im Körper nur selten in Fett umgewandelt. Zudem verfügt unser Körper über eine Sättigungsgrenze, die beim Verzehr von Kohlenhydraten schneller eintritt als beim Genuss von Fettkalorien. Allerdings sollten in der täglichen Ernährung die komplexen Kohlenhydrate gegenüber dem Einfachzucker, der so genannte leere Kalorien liefert, bevorzugt werden. Komplexe Kohlenhydrate liefern neben der nötigen Energie auch Vitamine, Mineralstoffe und Ballaststoffe. In folgenden Lebensmitteln sind sie enthalten:

- Nudeln, Kartoffeln
- Obst und Gemüse
- Getreidehaltiges, vor allem Brot

Fettarme Küche

Gehen Sie sparsam mit Fett um: Salatsaucen mit Joghurt statt mit Mayonnaise schmecken schließlich ebenso gut und sind um einiges fettärmer.

Sie können jedoch nicht nur bei der Auswahl der Lebensmittel, sondern auch bei deren Zubereitung Fett sparen. Hier ein paar nützliche Tipps, wie Sie dem Fett zu Leibe rücken können:

- Gehen Sie sparsam mit Öl, Butter und Margarine um.
- Bereiten Sie sich Ihre Salatsauce mit Joghurt statt Mayonnaise zu.
- Kartoffeln werden erst dann zu Dickmachern, wenn sie mit viel Fett als Bratkartoffeln, Pommes frites oder Kroketten zubereitet werden.
- Dünsten Sie Gemüse in wenig Gemüsebrühe mit etwas Butter oder Margarine.

Die Anstatt-Tabelle

Anhand der folgenden Tabelle können Sie sehr leicht erkennen, wo die Fett- und Cholesterinfallen liegen und wie Sie diese umgehen können. Sie finden hier eine Auswahl von Lebensmitteln, denen fett- und cholesterinärmere Varianten gegenübergestellt sind.

Lebensmittel (pro 100 g)	Fett (in g)/ Cholesterin (in mg)	Lebensmittel (pro 100 g)	Fett (in g)/ Cholesterin (in mg)
Butterschmalz	99/285	Distelöl	99/0
Butter	83/240	Diät-Halbfettmargarine	40/1
Mayonnaise	80/57	Joghurt, 1,5 %	1,5/13
Crème fraîche	30/131	Sauerrahm	10/37
Sahne, 30 %	30/109	Kaffeesahne, 10 %	10/36
Camembert, 45 %	22/62	Camembert, 30 %	13/20
Hähnchen mit Haut	19/75	Hähnchenbrustfilet	1/60
Hering	18/81	Kabeljau	0,5/50
Quark, 40 %	11/90	Quark, 0,3 %	0/0
Vollmilch, 3,5 %	3,5/12	Fettarme Milch, 1,5 %	1,5/5

- Benutzen Sie zum Braten von Fleisch wenn möglich beschichtete Pfannen, und reiben Sie das Kochgeschirr lediglich mit einem ölgetränkten Tuch aus.
- Verwenden Sie zum Garen vorwiegend schonende und fettarme Methoden wie Dünsten mit wenig Brühe, Garen in der Folie oder Grillen.
- Schneiden Sie sichtbares Fett von Fleisch, Geflügel oder Schinken weg.
- Legen Sie das Fleisch beim Marinieren statt in Öl beispielsweise in Buttermilch ein.
- Bereiten Sie Schnitzel ohne Panade zu.
- Schöpfen Sie sichtbares Fett von erkalteten Saucen, Suppen oder Eintöpfen ab.
- Verfeinern Sie Saucen mit etwas Milch oder Kaffeesahne statt mit vollfetter Sahne.

Auch bei der Auswahl des richtigen Speiseöls oder Bratfetts steht Vielfalt an vorderster Stelle. Zum Braten bei hohen Temperaturen sollten Sie Butterschmalz verwenden, beim Kochen und Dünsten ist Olivenöl empfehlenswert. In der kalten Küche sollten Sie zu Ölen mit ungesättigten Fettsäuren greifen.

Für ausgewogene Verhältnisse sorgen

Für eine vernünftige und cholesterinfreundliche Ernährung ist ein ausgewogenes Verhältnis von gesättigten und ungesättigten Fettsäuren ideal. Einfach ungesättigte Fettsäuren haben eine positive Wirkung auf den Cholesterinspiegel. Sie sind beispielsweise in Olivenöl und Rapsöl enthalten. Sonnenblumenöl, Distelöl, Margarinesorten mit hohem Linolsäuregehalt, aber auch Fisch, Nüsse und Samen liefern mehrfach ungesättigte Fettsäuren. Um alle Fettsäuren in ausgewogenen Mengenverhältnissen zu sich zu nehmen, sollten Sie zum Braten bei hohen Temperaturen Butterschmalz (gesättigte Fettsäuren), zum Kochen und Dünsten Oliven- oder Rapsöl (einfach ungesättigte Fettsäuren) und für die kalte Küche Sonnenblumenöl oder Margarine (mehrfach ungesättigte Fettsäuren) verwenden.

Nahrungscholesterin reduzieren

Bei einem akut hohen Cholesterinspiegel stehen bestimmte Lebensmittel auf der roten Liste. Lebensmittel wie Eier, Innereien, Butter, Sahne sowie Schal- und Krustentiere sollten Sie dann am besten völlig von Ihrem Speiseplan streichen.

Cholesterinhaltige Lebensmittel weisen meist auch einen hohen Gehalt an gesättigten Fettsäuren auf, so dass die Reduzierung von Cholesterin und gesättigten Fettsäuren in der Praxis weitgehend parallel verläuft. Die Zufuhr an Nahrungscholesterin sollte normalerweise 300 Milligramm pro Tag nicht überschreiten. Besonders cholesterinreich sind Innereien, Eigelb, Meerestiere, Vollmilch und Vollmilchprodukte sowie fettes Fleisch. Sie müssen natürlich nicht gleich den Cholesteringehalt verschiedener Lebensmittel auswendig lernen. Vielmehr sollten Sie die Gesamtfettzufuhr senken, also auf mageres Fleisch, fettarme Milch- und Milchprodukte umsteigen und pro Woche nicht mehr als etwa zwei bis drei Eier essen. Innereien sollten aufgrund der höheren Schadstoffbelastung ohnehin nicht allzu oft auf dem Speiseplan stehen.

Tipps zur cholesterinarmen Ernährung

▶ Verwenden Sie in der kalten Küche hauptsächlich Öle mit ungesättigten Fettsäuren, z. B. Olivenöl, Sonnenblumenöl, Distelöl und Weizenkeimöl. Einfach und mehrfach ungesättigte Fettsäuren helfen, den Cholesterinspiegel zu senken.

▶ Innereien aller Art enthalten viel Cholesterin. Gehen Sie deshalb sehr sparsam mit Gerichten um, die Leber, Milz, Zunge, Herz, Nieren oder Bries enthalten.

▶ Ballaststoffe sorgen nicht nur für eine gute Verdauung, sie können auch dabei helfen, den Cholesterinspiegel zu senken. Nehmen Sie deshalb häufig und reichlich ballaststoffhaltige Lebensmittel wie Gemüse und Getreideprodukte zu sich (siehe Seite 47). Achten Sie aber unbedingt auf eine ausreichende Flüssigkeitszufuhr.

▶ In fettem Fleisch, Vollmilch und Vollmilchprodukten ist viel Cholesterin enthalten. Wählen Sie also grundsätzlich die fettärmeren Varianten aus. Tipps zur fettarmen Ernährung finden Sie auf Seite 40ff.

▶ Essen Sie nicht mehr als drei Eier pro Woche, denn im Eigelb ist relativ viel Cholesterin enthalten. Achten Sie aber auch auf Lebensmittel, die Eigelb oder Eipulver enthalten.

▶ Wenn Sie ein leidenschaftlicher Kaffeetrinker sind, sollten Sie auf Instantkaffee bzw. ungefilterten Kaffee verzichten, da er unter Umständen das Cholesterin im Blut ansteigen lässt. Nach Genuss von Filterkaffee konnte dagegen kein Anstieg des Cholesterins im Blut nachgewiesen werden.

▶ Nehmen Sie möglichst viel pflanzliche Lebensmittel zu sich, denn diese sind grundsätzlich cholesterinfrei und liefern eine Reihe von wertvollen Vitaminen.

Sie sollten es sich zur Gewohnheit machen, beim Einkauf auf den Fettgehalt der Lebensmittel zu achten. Besonders bei Milchprodukten besteht so große Vielfalt, dass es wirklich leicht fällt, die fettärmeren Varianten zu wählen.

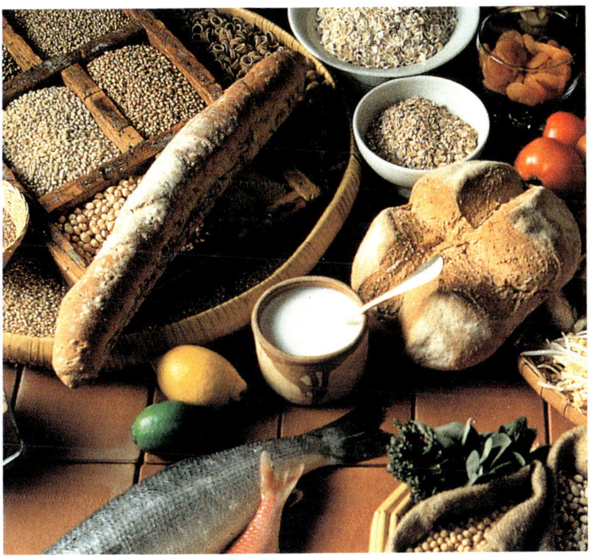

Dinkel, Buchweizen, Hirse, Roggen oder Reis: Alle Getreide, ob als Schrot, Flocken oder Müsli, sind ballaststoffreich und cholesterinarm.

Mehr Ballaststoffe essen

Ein absolutes Muss bei einer gesunden Ernährung sind ballaststoffreiche Lebensmittel. Sie aktivieren die Darmtätigkeit und sorgen für ein lang anhaltendes Sättigungsgefühl. Auch wenn Sie abnehmen möchten, gehören ballaststoffhaltige Obst- und Gemüsesorten ebenso wie Getreideprodukte auf den Tisch.

Ballaststoffe sind unverdauliche und daher kalorienarme Bestandteile von pflanzlichen Lebensmitteln. Sie sind in der Lage, Gallensäuren zu binden, die dann über den Darm ausgeschieden werden. Um die Funktion der Galle aufrechtzuerhalten, bildet die Leber nun neue Gallensäuren aus Cholesterin, wodurch der Cholesterinspiegel des Bluts gesenkt wird. Darüber hinaus sorgen ballaststoffreiche Nahrungsmittel für ein lang anhaltendes Sättigungsgefühl. Denn aufgrund ihrer Faserstruktur quellen Ballaststoffe im Magen stark auf. Außerdem erfordern diese Lebensmittel einen ungleich höheren Kauaufwand als ballaststoffarme Nahrung. Als Folge des intensiven Kauens wird das Sättigungsgefühl schneller ausgelöst.

Ballaststoffreiche Ernährung

Ballaststoffe sollten in einem cholesterin- und fettarmen Ernährungsplan reichlich vertreten sein. Etwa 30 bis 35 Gramm Ballaststoffe sollten Sie täglich zu sich nehmen. Ideal ist eine ballaststoffreiche Mischkost mit Getreidevollkornprodukten, frischem Gemüse, Hülsenfrüchten, Kartoffeln und Obst, da diese Lebensmittel neben Ballaststoffen auch eine Menge komplexer Kohlenhydrate enthalten. Diese steigern u. a. die Konzentrationsfähigkeit.

Vor allem die löslichen Ballaststoffe tragen dazu bei, schwer wiegenden Erkrankungen wie Arterienverkalkung und Herzinfarkt vorzubeugen, indem sie die Blutfettwerte senken und dabei helfen, das Cholesterin auszuscheiden. Sie sind vor allem in pektinhaltigen Obstsorten wie Äpfeln, Birnen, Beeren sowie in Karotten, Hülsenfrüchten und Hafererzeugnissen enthalten.

Ballaststoffhaltige Nahrungsmittel

Lebensmittel	Ballaststoffe in Gramm
Apfel (1 Stück)	4,5
Artischocke, mittelgroß (1 Stück)	6,0
Birne (1 Stück)	4,5
Bohnen, grün, 200 Gramm	6,4
Bohnen, weiß, 60 Gramm	12,8
Brokkoli, 200 Gramm	6,0
Erbsen, grün, 200 Gramm	8,6
Erdbeeren, 200 Gramm	4,4
Feigen, getrocknet, 50 Gramm	5,0
Fenchel, 200 Gramm	5,6
Grapefruit (1 Stück)	1,5
Haferkleie, 50 Gramm	4,1
Heidelbeeren, 200 Gramm	9,8
Karotten, 200 Gramm	6,9
Kartoffeln, 200 Gramm	4,6
Kiwi (1 Stück)	5,0
Kohlrabi, 200 Gramm	2,8
Linsen, 60 Gramm	7,2
Naturreis, roh, 40 Gramm	1,2
Orange (1 Stück)	3,0
Pflaumen, 200 Gramm	3,4
Roggenvollkornbrot, 100 Gramm	7,0
Rosenkohl, 200 Gramm	8,4
Rosinen, 100 Gramm	5,4
Rote Bete, 200 Gramm	7,0
Sauerkraut, Konserve, 200 Gramm	2,7
Schwarzwurzeln, 200 Gramm	10,0
Sellerie, 200 Gramm	3,6
Wirsing, 200 Gramm	6,2

Eine Extraportion Ballaststoffe können Sie Ihrem Körper gönnen, wenn Sie Kartoffeln mit der Schale essen. Bevorzugen Sie auch möglichst den naturbelassenen Vollkornreis, denn bei den polierten Reissorten werden ballaststoffreiche Bestandteile weggeschliffen.

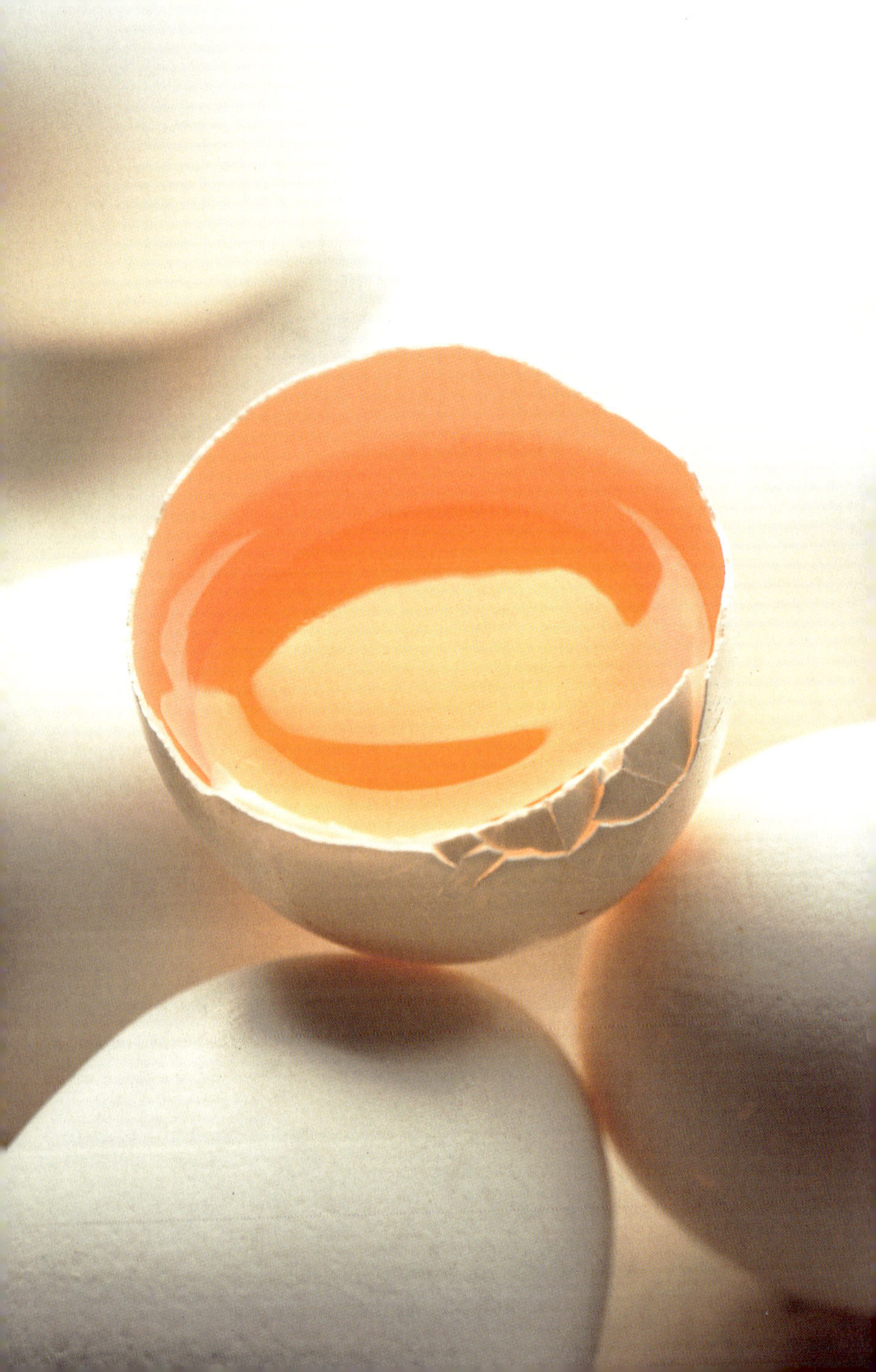

Unter Beschuss

Wie viele Eier pro Woche sind erlaubt? Muss man Butter vom Einkaufszettel streichen und stattdessen Margarine nehmen? Leben Vegetarier gesünder? Dies alles sind Fragen, die Sie sich sicherlich auch schon gestellt haben und auf die im Folgenden eine Antwort gegeben werden soll.

Die Eierfrage

Das Hühnerei gehört zu den nährstoffreichsten und zugleich kostengünstigen Nahrungsmitteln. Es hat die höchste biologische Eiweißqualität aller natürlichen Nahrungsmittel und liefert beachtliche Mengen an Kalzium, Phosphor, Magnesium und Kalium sowie in nennenswerter Höhe Eisen, Kupfer, Mangan, Zink, Jod und Fluor. Das Hühnerei enthält außerdem alle B-Vitamine sowie die Vitamine A, E und K.
Die Zufuhr von Cholesterin über das Ei – insbesondere das Eigelb – hat auf den Cholesterinspiegel im Blut der meisten Menschen kaum Einfluss.

So unscheinbar es auch wirkt: Das Hühnerei ist eine wahre Bombe an wertvollen Nährstoffen und Vitaminen. Leider hat es auf den Cholesterinspiegel von so genannten Respondertypen einen negativen Einfluss. Diese sollten also nicht mehr als zwei bis drei Eier pro Woche essen.

Eier und cholesterinarme Ernährung

Personen, die unter einer Störung der körpereigenen Cholesterinproduktion leiden, sollten auf einen übermäßigen Eierverzehr verzichten, um den Cholesterinspiegel nicht noch mehr in die Höhe zu treiben. Zwei bis drei Eier pro Woche sind genehmigt, achten Sie jedoch auch auf die versteckte Eizufuhr. In Kuchen, Saucen, gebundenen Suppen und Fertiggerichten sind oft Eier oder Eigelb enthalten.

Milch und Milchprodukte

Um den Kalziumbedarf zu decken, sind Milch und Milchprodukte die Nummer eins. Sie sollten jedoch den fettärmeren Varianten den Vorzug geben, die Mineralstoffe und Vitamine in der gleichen Menge enthalten wie die vollfetten Produkte.

Oft muss zur Vorbeugung von Herzkrankheiten und bei einem erhöhten Cholesterinspiegel der Verzehr von Milch und Milchprodukten eingeschränkt werden, um den Anteil an gesättigten Fettsäuren zu senken. Tatsächlich wirken aber nur drei der gesättigten Fettsäuren cholesterinsteigernd. Sie kommen sowohl in pflanzlichen als auch in tierischen Nahrungsmitteln vor. In zahlreichen Experimenten wurde der Einfluss des Verzehrs von Vollmilch, fettarmer und fermentierter Milch auf den Cholesterinspiegel überprüft. Nicht eine einzige Untersuchung konnte bei diesen Produkten einen cholesterinsteigernden Effekt nachweisen.

Fazit

- Vollmilch (Milch mit einem Fettanteil von 3,5 Prozent) als Bestandteil einer gemischten Kost bewirkt keine Erhöhung des Cholesterinspiegels im Blut.
- Fettarme Milch und Magermilch (Milch mit einem Fettanteil von bis zu 1,5 Prozent) zeigen einen neutralen bzw. sogar einen cholesterinsenkenden Effekt.
- Fermentierte Milch und Milchprodukte, wie z. B. Joghurt, Kefir oder Sauerrahm, sind neutral oder wirken cholesterinsenkend.

Wer gesund ist und eine ausgeglichene Cholesterinbilanz hat, kann ohne Sorge Vollmilch und Vollmilchprodukte zu sich nehmen. Bei einem erhöhten Cholesterinspiegel sollten Sie jedoch auf die fettärmeren Varianten zurückgreifen. Denken Sie daran, Milch und Milchprodukte nicht zu lange Hitze, Licht und Luft auszusetzen.

Margarine statt Butter?

Seit Jahrzehnten schon diskutieren Experten die Frage, ob Butter oder Margarine für eine cholesterinfreundliche Ernährung die bessere Variante ist. Heute stehen vor allem die Transfettsäuren als mögliche Nebenprodukte in der Margarineherstellung im Mittelpunkt der Forschung. Nachweislich haben nämlich Transfettsäuren einen cholesterinsteigernden Effekt. Allerdings trifft das nicht auf alle Margarinesorten zu: Wie immer lohnt es sich, auf Qualität zu achten und vor allem keine billigen Pflanzenfettmargarinen oder Bratfette zu kaufen, besonders letztere sollten ohnehin möglichst selten verwendet werden. Halbfett-, Reform- und Diätmargarinen enthalten dagegen kaum Transfettsäuren.

Die Kühlregale im Supermarkt bieten inzwischen eine riesige Auswahl an Streichfetten. Wenn Sie also auf Butter verzichten möchten, um Ihre Cholesterinbilanz etwas zu entlasten, werden Sie sicherlich die richtige Margarine finden. Achten Sie jedoch auch hier unbedingt auf die Qualität.

Butter und Cholesterin

Von alters her findet Butter in der Küche vielfältige Verwendung und wurde früher sogar als Basis zur Salbenherstellung verwendet. Die moderne Ernährungswissenschaft dagegen entdeckte eine Reihe gesundheitsschädlicher Eigenschaften der Butter und machte sie dadurch vielleicht schlechter, als sie ist. Mehrere Studien zeigten, dass sich der Cholesteringehalt in der Butter sehr unterschiedlich auf den Cholesterinspiegel im Blut auswirkt.

Auch für dieses Lebensmittel gilt: Gesunde Menschen bzw. Nonresponder können weiterhin ohne Bedenken ihre Butter aufs Brot streichen, sollten jedoch die Gesamtfettzufuhr nicht aus dem Auge verlieren. Diejenigen, die auf den Verzehr von Butter mit einem erhöhten Cholesterinspiegel reagieren, sollten entweder den Butterkonsum einschränken oder auf qualitativ hochwertige Margarine umsteigen.

Vegetarisch oder Mischkost?

Eine radikal vegetarische Kost kann ebenso wie eine einseitige gemischte Kost zu Mangelerscheinungen führen. Nur eine ausgewogene Mischkost enthält alle lebensnotwendigen Nährstoffe.

Wie bereits erwähnt, enthalten Lebensmittel pflanzlichen Ursprungs keinerlei Cholesterin. Zweifellos ist deshalb eine streng vegetarische Kost, bei der nur Lebensmittel auf rein pflanzlicher Basis Verwendung finden, cholesterinärmer als eine Mischkost, die auch Fleisch, Wurst, Milch, Käse oder andere Produkte tierischer Herkunft enthält.

Dennoch ist es nicht ratsam, ganz auf tierische Lebensmittel zu verzichten, da sie neben hochwertigem Eiweiß auch noch eine ganze Reihe an lebensnotwendigen Vitaminen und Mineralstoffen liefern, die pflanzliche Lebensmittel nicht in diesen Mengen zur Verfügung stellen. Beispielsweise ist Vitamin B12, das für zahlreiche Stoffwechselvorgänge unseres Körpers benötigt

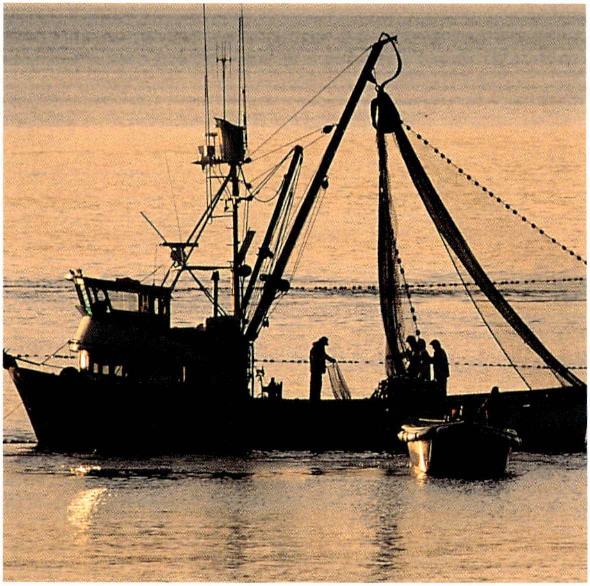

Frischer Fisch ist das Ideale im Rahmen einer cholesterinarmen Ernährung. Ungeeignet hingegen sind geräucherter Fisch und Fischkonserven.

wird, fast ausschließlich in tierischen Produkten enthalten. Auch Milch und Milchprodukte gehören zu einer gesunden Ernährung, da sie in hohen Mengen Kalzium zur Verfügung stellen, das für Knochen und Zähne unentbehrlich ist.

Mangelerscheinungen vorbeugen

Eine fleischlose Ernährung hingegen ist durchaus möglich, allerdings ist dazu ein fundiertes Wissen über die richtige Ersatznahrung notwendig, um keine Nährstoffmängel zu erleiden. Mangelerscheinungen können nur durch die geschickte Kombination verschiedener Nahrungsmittel umgangen werden, die das Spektrum der Aminosäuren komplettieren. Um den Eiweißbedarf des Körpers zu decken, können Kombinationen auch ohne Fleisch sinnvoll sein. Beispielsweise sind Kartoffeln mit Ei und Milchprodukten oder Hülsenfrüchte mit Getreide, Samen, Nüssen und Milchprodukten empfehlenswerte Alternativen.

Es ist nicht unbedingt notwendig, völlig auf Fleisch zu verzichten, wenn man sich gesund ernähren will. Dennoch ist es sinnvoll, möglichst oft ein vegetarisches Hauptgericht auf den Tisch zu bringen oder einen Fischtag einzulegen.

Sich ausgewogen ernähren

Wer nicht auf Fleisch oder Wurst verzichten will, sollte wenigstens einmal pro Woche einen fleischlosen Tag einlegen, um sein Cholesterinkonto etwas zu entlasten. Auch Fisch ist eine sehr gute Alternative zu Fleisch, besonders jodreicher Seefisch, den Sie durchaus ein- bis zweimal pro Woche in Ihren Speiseplan einbauen sollten (siehe Seite 46).

Eine ausgewogene Mischkost nach dem Prinzip der Fitnesspyramide, die sowohl pflanzliche als auch tierische Lebensmittel beinhaltet, ist der ideale Mittelweg für eine gesunde Ernährungsweise. So benötigen Sie auch keine zusätzlichen Vitaminpräparate, um Mangelerscheinungen vorzubeugen.

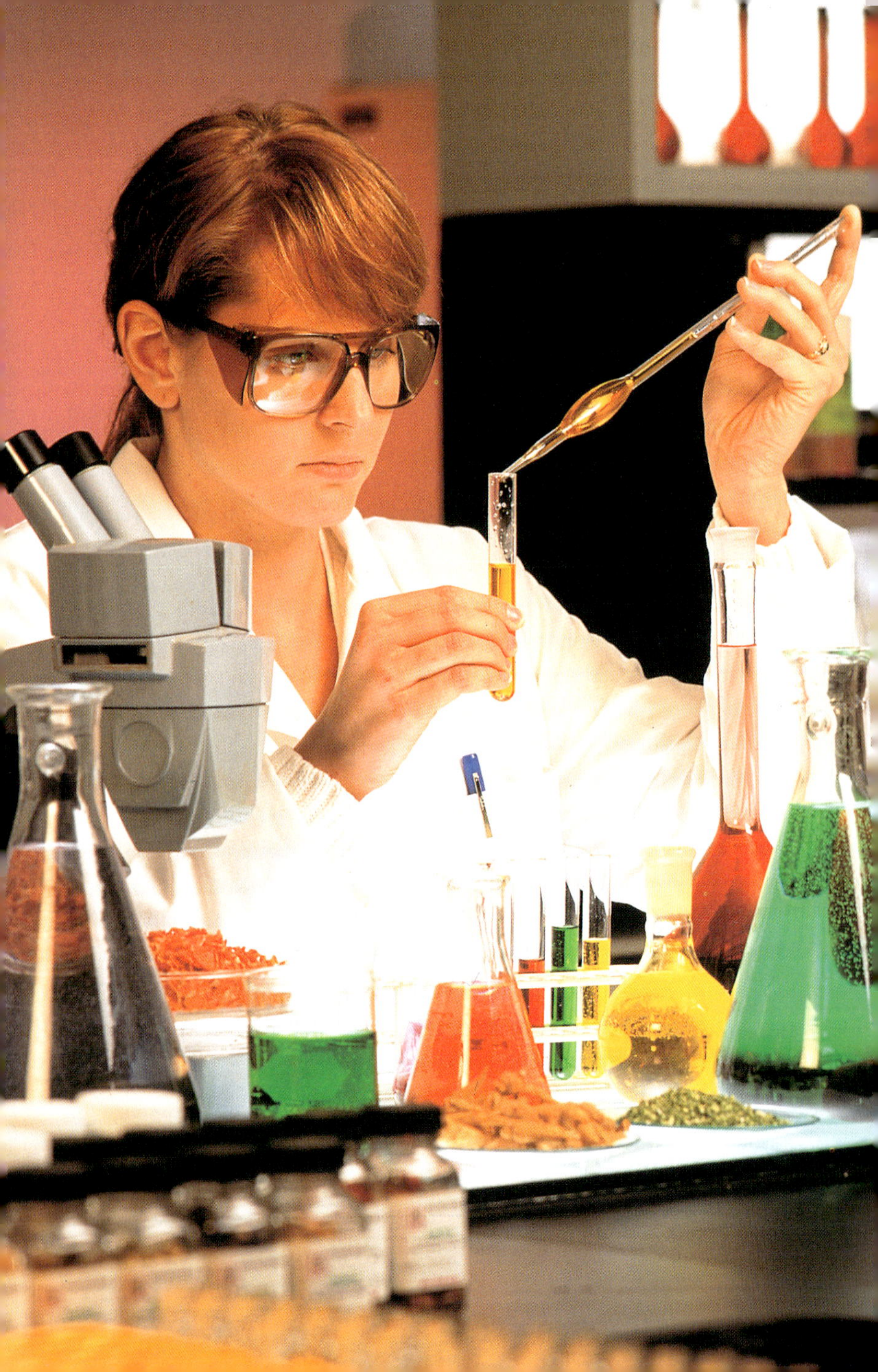

Nahrungsmittel auf dem Prüfstand

Fast täglich werden neue Lebensmittel, Nahrungsergänzungsmittel oder Wunderpillen auf den Markt geworfen, die angeblich gesundheitsfördernd wirken. Damit Sie sich in dem Dschungel von Angeboten zurechtfinden, ist hier eine Auswahl der wichtigsten Produkte und Inhaltsstoffe zusammengestellt.

Das DHA-Ei

Seit kurzem sind so genannte cholesterinneutrale Eier oder DHA-Eier auf dem deutschen Markt, die den Cholesterinspiegel im Blut angeblich nicht erhöhen. Diese Eier enthalten etwas weniger Cholesterin, während der Gehalt der mehrfach ungesättigten Fettsäuren – Docosahexaensäure (DHA) – erhöht ist. Durch den Anteil an ungesättigten Fettsäuren soll die Wirkung des Cholesterins aufgehoben werden.
Lassen Sie sich aber nicht irreführen: Ein DHA-Ei enthält immer noch ca. 209 Milligramm Cholesterin, also nur 31 Milligramm weniger als ein herkömmliches Ei. Der höhere Gehalt an lebensnotwendigen Fettsäuren ist zwar begrüßenswert, aber noch lange kein Freibrief für unbeschränkten Eierverzehr. Wer unter einem erhöhten Cholesterinspiegel leidet, sollte weiterhin zurückhaltend beim Konsum von Eiern sein. Zwei bis drei pro Woche sind erlaubt, und dann dürfen es auch die handelsüblichen Eier sein, die übrigens auch weniger kostspielig sind.

Wenn Sie auf Ihren Cholesterinspiegel achten müssen, nützt es wenig, auf die neuartigen DHA-Eier umzusteigen, denn diese enthalten kaum weniger Cholesterin und sind zudem teurer als herkömmliche Eier.

Sulfathaltiges Mineralwasser

Beim Kauf von Mineralwasser lohnt es sich, den Angaben auf dem Etikett Beachtung zu schenken. Ein hoher Sulfatgehalt beeinflusst den Cholesterinspiegel positiv und unterstützt gleichzeitig eine Gewichtsabnahme.

Gesundheitsbewusste Menschen kennen vermutlich längst die gesundheitsfördernde Wirkung von natürlichem Mineralwasser mit einem hohen Gehalt an Kalzium, Magnesium oder Kalium. Neuere Quellen zeigen dagegen ihre Besonderheit im hohen Sulfatgehalt (ca. 1600 Milligramm pro Liter) des Wassers.

In wissenschaftlichen Untersuchungen wurde festgestellt, dass sulfathaltige Mineralwässer den Cholesterinspiegel nachhaltig senken können. Diese Wässer bewirken eine vermehrte Ausschüttung von Gallensäuren, die wiederum aus Cholesterin produziert werden. Werden also durch den Verdauungsvorgang und die Stuhlentleerung vermehrt Gallensäuren ausgeschieden, benötigt der Organismus zur Herstellung von weiteren Verdauungssäften Cholesterin, wodurch der Cholesterinspiegel im Blut nach und nach gesenkt wird.

Ein weiteres Plus liefert die Ausscheidung von Gallensäuren durch sulfatreiche Mineralwässer übrigens gleich mit: Der Fettabbau wird angekurbelt, und diejenigen, die ein paar überflüssige Pfunde loswerden wollen, nehmen schneller ab.

Zugelassene sulfathaltige Heilwässer

Folgende Quellen liefern neben anderen gesundheitsfördernden Mineralstoffen auch vermehrt das cholesterinsenkende Sulfat:

- Bad Mergentheimer Albert-Quelle (Sole)
- Bad Mergentheimer Karls-Quelle
- Bad Windsheimer St.-Kiliani-Heilquelle
- Rhenser Heilquelle Kaiser Ruprecht
- Staatliches Bad Kissinger Bitterwasser

Knoblauch

Knoblauch und andere Zwiebelgewächse werden seit langem als Mittel zum Arterienschutz empfohlen. Die Schwefelverbindungen des Knoblauchs hemmen die Cholesterinproduktion und vermindern somit den Cholesteringehalt im Blut auf natürliche Weise. In verschiedenen Untersuchungen konnte gezeigt werden, dass sich bei regelmäßigem Verzehr größerer Mengen an Knoblauch niedrigere Blutfett- und Serumcholesterinwerte ergaben als bei Personen, die keinen Knoblauch verzehrten. Neben diesem direkten Einfluss auf den Cholesterinspiegel verhindern die Schwefelverbindungen ähnlich wie Antioxidanzien, dass sich das LDL-Cholesterin an den Arterienwänden ablagert.

Knoblauch findet bei der Zubereitung von Speisen vielfältige Verwendung und verleiht ihnen eine charakteristische Note. Es steckt jedoch noch mehr in diesem Zwiebelgewächs: Knoblauch senkt einen zu hohen Blutdruck und wirkt sich positiv auf den Cholesterin spiegel aus.

Knoblauch als Therapeutikum?

Da sehr große Mengen an Knoblauch (ca. 40 Gramm pro Tag) aufgenommen werden müssten, um eine deutliche Cholesterinsenkung zu erreichen, ist Knoblauch als alleiniges therapeutisches Mittel nur wenig sinnvoll. Zur Vorbeugung und als zusätzliche Maßnahme – neben einer ballaststoffreichen und fettarmen Ernährung – ist der regelmäßige Verzehr von Knoblauch und anderen Zwiebelgewächsen aber durchaus zu empfehlen. Bereits seit einiger Zeit findet sich auf dem pharmazeutischen Markt auch eine Vielzahl von knoblauchhaltigen Kapseln und Tabletten. Diese Präparate enthalten jedoch mit 30 bis 300 Milligramm pro Einzeldosis nur einen geringen Anteil einer frischen Knoblauchzehe, die durchschnittlich etwa drei Gramm wiegt. Die erwünschten Wirkungen konnten außerdem für Knoblauchpulver oder -pillen bisher noch nicht nachgewiesen werden.

Saponine

Hülsenfrüchte wie Erbsen und Bohnen wurden lange Zeit als »Armeleuteessen« angesehen. Dabei sind sie nicht nur sättigend, sondern enthalten neben Ballaststoffen auch bioaktive Pflanzenstoffe wie Saponine.

Saponine sind in pflanzlichen Lebensmitteln weit verbreitet. Sie sind nachweislich dazu in der Lage, einem erhöhten Cholesterinspiegel entgegenzuwirken. Diese bioaktiven Pflanzenstoffe binden die für die Verdauung erforderlichen Gallensäuren, die dann über den Stuhl ausgeschieden werden. Wie bereits erwähnt, wird dadurch der Cholesterinspiegel nach und nach gesenkt. Außerdem sind Saponine in der Lage, Nahrungscholesterin während der Verdauung zu binden, so dass dieses erst gar nicht vom Blut aufgenommen werden kann. Diese Stoffe sind vor allem in Hülsenfrüchten wie Sojabohnen, Kichererbsen, Luzernen und Bohnen enthalten, die zudem sehr eiweiß-, ballaststoff- und eisenreich sind. Es ist also ratsam, diese Lebensmittel so oft wie möglich in den Speiseplan aufzunehmen.

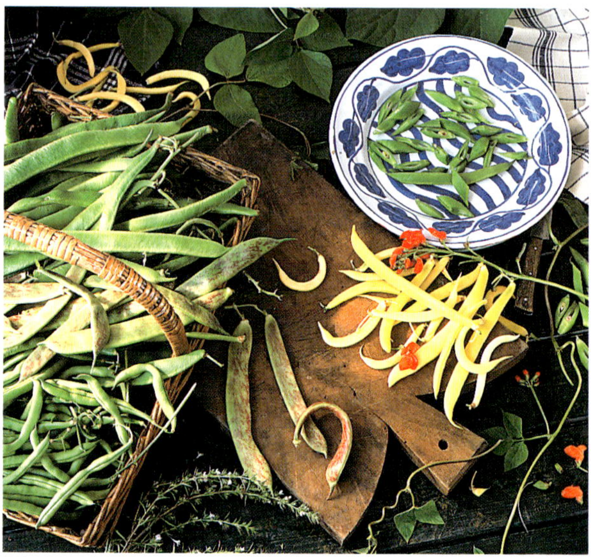

Hülsenfrüchte sind fester Bestandteil der orientalischen Küche. Führen Sie Kichererbsen, gelbe und rote Linsen, Sojabohnen, weiße und rote Bohnen wieder auf Ihrer Einkaufsliste!

Fettersatzstoffe

Schon seit ca. 20 Jahren basteln Lebensmittelchemiker an kalorienarmen Substanzen, die das Fett in der Nahrung ersetzen können. Als Grundlage für Fettersatzstoffe dienen meist Eiweißstoffe oder Kohlenhydrate. Beispielsweise sind in Salatsaucen, Dips oder Eiscreme Substanzen aus Maisstärke (Maltrin) enthalten, die eine fettähnliche Konsistenz aufweisen. Dabei werden die Eiweißbestandteile zu winzigen Kügelchen zerkleinert, die auf der Zunge als zart und cremig empfunden werden und wie Fett schmecken.

Zum Braten oder Backen sind diese Fettersatzstoffe allerdings nicht geeignet, da sie äußerst hitzeempfindlich sind. Weil sie jedoch aus natürlichen Ausgangsprodukten hergestellt wurden, sind sie gesundheitlich völlig unbedenklich.

Bei chemischen Kunstprodukten wie Olestra ist eine gesundheitliche Schädigung nicht auszuschließen. Manche Testpersonen reagierten auf den Verzehr dieses Fettersatzstoffs mit heftigen Magenkrämpfen und Durchfall.

Kunstprodukt Olestra

Bei Olestra handelt es sich dagegen um ein reines Kunstprodukt, das in den USA entwickelt wurde. Durch die Verknüpfung von Zucker und Fettsäuren entstehen so genannte Saccharosepolyester (SPE), die in der Natur normalerweise nicht vorkommen. Sie sind für den Körper unverdaulich und werden deshalb wieder ausgeschieden, ohne dass eine einzige Kalorie auf das Kalorienkonto geht. Olestra sieht aus wie natürliches Fett, und offenbar ist auch im Geschmack kein Unterschied festzustellen. Doch auch hier gibt es einen Haken: Da es sich um eine rein chemische Substanz handelt, ist eine gesundheitliche Schädigung nicht auszuschließen. Langzeitstudien, die beweisen könnten, dass Olestra völlig ungefährlich ist, gibt es noch nicht. In Deutschland wird über die Zulassung derzeit noch verhandelt.

Lightprodukte – die Lösung?

Lassen Sie sich von der Aufschrift »light« auf dem Lebensmitteletikett nicht hinters Licht führen. Diese Bezeichnung ist lebensmittelrechtlich nicht festgelegt. Sinnvoller ist es deshalb, auf den Fettgehalt und die Inhaltsstoffe zu achten.

Lightprodukte erobern den Markt, doch nicht immer ist die Bedeutung dieses Wortes für derartige Produkte eindeutig. Light bedeutet übersetzt leicht und kann neben fettarm bzw. fettreduziert auch leicht bekömmlich, leicht verdaulich oder locker und luftig bedeuten. Die Bezeichnung »light« ist lebensmittelrechtlich nicht geschützt, allerdings müssen Lebensmittel, die den Aufdruck »light« tragen, zumindest kalorienreduziert sein, also 40 Prozent weniger Energie enthalten als vergleichbare Produkte.

Der Begriff »fettarm« ist gesetzlich nicht genau definiert, sagt also nichts über den tatsächlichen Fettgehalt aus. Wer wissen will, was und wie viel tatsächlich reduziert wurde, sollte Produkte kaufen, die mit den Bezeichnungen »kalorienarm« oder »kalorienreduziert« versehen wurden. Diese Begriffe sind laut der Nährwert-Kennzeichnungsverordnung eindeutig definiert:

- Als kalorienarm werden Lebensmittel bezeichnet, die nicht mehr als 50 Kilokalorien (kcal) in 100 Gramm des verzehrfertigen Lebensmittels enthalten. Getränke, Suppen und Brühen dürfen nicht mehr als 20 Kilokalorien je 100 Milliliter enthalten.
- Kalorienreduzierte Lebensmittel liefern mindestens 40 Prozent weniger Energie als vergleichbare normale Lebensmittel.

Lassen Sie sich nicht von Lightprodukten hinters Licht führen: Viele der vermeintlichen Diätwaren enthalten immer noch hohe Mengen an Fett und somit Kalorien. Beispielsweise enthält eine als light deklarierte Salami immer noch wesentlich mehr Fett als ein magerer Schinken oder Geflügelwurst. Achten Sie beim Einkauf also lieber auf die Fettgehaltsangaben auf dem Etikett.

Bioaktive Substanzen

In pflanzlichen Lebensmitteln kommt Cholesterin nicht vor. Dafür enthalten sie zahlreiche bioaktive Substanzen, deren Funktion gerade erforscht wird und denen nachgesagt wird, dass sie gesundheitsfördernd wirkten. Tatsächlich gibt es zahlreiche Gemüsesorten, die schon zu Großmutters Zeiten für ihre Heilwirkungen bekannt waren. Gleiches gilt für eine Vielzahl von Kräutern. Sie wurden in Form von Tees, Salben und Aufgüssen gegen verschiedenste Krankheiten eingesetzt. Ebenso dienten Gewürze nicht nur zur Geschmacksgebung, sondern wurden zum Teil auch wegen ihrer pharmakologischen Wirkung verwendet. Einige Kräuter und Gewürze mit ihren speziellen Eigenschaften finden Sie in der nachfolgenden Tabelle zusammengestellt.

Anstatt körperlichen Beschwerden mit gesundheitsbelastenden Medikamenten zu Leibe zu rücken, schwören viele Menschen auf die Heilwirkung von Kräutern und verschiedenen Gemüsesorten. Auch die heutige Wissenschaft beschäftigt sich vermehrt mit diesen bioaktiven Substanzen.

Gesunde Würze

- Anis, Basilikum, Fenchel und Kümmel helfen bei Blähungen.
- Beifuß, Gelbwurz (Kurkuma), Löwenzahn und Pfefferminze regen den Gallenfluss an und unterstützen die Fettverdauung.
- Chili (Cayennepfeffer) und Paprika fördern die Herz-Kreislauf-Tätigkeit.
- Petersilie und Wacholder entwässern und sind deshalb sinnvoll bei der Gewichtsabnahme.
- Salbei wirkt desinfizierend.
- Scharfe Gewürze wie Senf, Ingwer, Pfeffer und Currymischungen fördern den Speichelfluss und damit die Magentätigkeit.
- Senf und Brunnenkresse wirken durch bestimmte Öle desinfizierend im Mund- und Rachenraum.

Fisch als Arterienschutz

Die gesundheitsfördernde Wirkung von Fisch ist unbestritten, und Sie sollten ihn möglichst oft in Ihren Speiseplan integrieren. Allerdings sollten Sie Fisch aus kalten Gewässern den Vorzug geben und auch nicht unbedingt die fettreichen Fischsorten wählen.

Fisch aus kalten Gewässern, wie Hering, Makrele, Kabeljau und Lachs, weist einen hohen Gehalt an der so genannten Eikosapentaensäure, einer Omega-3-Fettsäure, auf. In Süßwasserfischen (z. B. Forelle, Karpfen) sind diese mehrfach ungesättigten Fettsäuren in nur sehr geringem Maß enthalten.

Eikosapentaensäure ist in der Lage, Blutfette zu reduzieren. Einen Einfluss auf den LDL-Cholesterinspiegel hat diese Omega-3-Fettsäure allerdings nicht. Sie hemmt aber zusätzlich die Verklumpung der Blutplättchen, so dass die Gefahr eines Thrombus (Blutpfropf innerhalb eines Blutgefäßes) sinkt. Da Fisch zudem wertvolles Eiweiß und Jod enthält, das der Entstehung eines Kropfs entgegenwirkt, sollte er mindestens einmal pro Woche auf dem Speiseplan stehen.

Welcher Fisch kommt auf den Tisch?

- Bei erhöhtem Cholesterinspiegel sollten Sie Aal, Karpfen, Ölsardinen, Matjes und Thunfisch meiden.
- Ungeeignet sind auch Austern, Hummer, Kaviar, Krabben, Krebse und Muscheln.
- Bevorzugen Sie Heilbutt, Kabeljau, Lachs, Makrele, Rotbarsch, Scholle, Seelachs und Seezunge.
- Weniger gut geeignet sind Fischkonserven und Räucherfisch, der oft aus fetthaltigen Sorten hergestellt wird.
- Wer keinen Fisch mag, kann sich die erforderliche Menge an Omega-3-Fettsäuren durch die tägliche Einnahme von ca. drei bis vier Gramm Fischöl in Kapseln zuführen. Allerdings sollten Sie sich zuvor mit Ihrem Hausarzt absprechen.

Olivenöl und Rapsöl

Ungesättigte Fettsäuren liefern einen wichtigen Beitrag zu einer gesunden Ernährung, besonders bei der Senkung von erhöhten Blutfetten. Den meisten Menschen ist vor allem die positive Wirkung von mehrfach ungesättigten Fettsäuren ein Begriff, während den einfach ungesättigten Fettsäuren immer noch zu wenig Beachtung geschenkt wird.
In zahlreichen Untersuchungen konnte jedoch festgestellt werden, dass gerade die einfach ungesättigten Fettsäuren, wie z. B. die in Olivenöl und Rapsöl enthaltene Ölsäure, eine deutliche Senkung des Cholesterinspiegels bewirken können. Im Gegensatz zu den mehrfach ungesättigten Fettsäuren (z. B. in Sonnenblumenöl und Distelöl) ist Ölsäure in der Lage, den Anteil des HDL-Cholesterins im Blut zu erhöhen und die Konzentration des LDL-Cholesterins zu senken. Somit wirken einfach ungesättigte Fettsäuren gleich doppelt gegen einen erhöhten Cholesterinspiegel.

Mitunter kann sich in Olivenöl eine dicke weißliche Ausflockung zeigen. Das ist kein Zeichen mangelnder Qualität, sondern zeigt nur, dass es zu kalt gelagert wurde. Wenn das Öl einige Zeit bei Zimmertemperatur stehen bleibt, löst sich die Flockung allmählich wieder auf.

Die Mittelmeerdiät

Bei einer cholesterinfreundlichen und vernünftigen Ernährung ist der regelmäßige Verzehr von Oliven- oder Rapsöl ratsam. Es ist übrigens kein Wunder, dass Menschen in südlichen Ländern nachweislich seltener unter Herz-Kreislauf-Störungen leiden. Dort wird nämlich mit reichlich Olivenöl und Knoblauch gekocht und außerdem häufig Fisch verzehrt. Das bedeutet natürlich nicht, dass Probleme mit dem Cholesterinspiegel gelöst werden können, indem man einfach möglichst oft den Italiener an der Ecke aufsucht. Eine ungesunde Lebensweise kann schließlich nicht allein durch die Verwendung des richtigen Speiseöls kompensiert werden.

Antioxidanzien

Wie bereits erwähnt, wird LDL-Cholesterin als Hauptverursacher für Herz-Kreislauf-Erkrankungen wie z.B. Arteriosklerose angesehen. Erhöhte Cholesterinzufuhr, falsche Ernährung, Stress, mangelnde Bewegung und andere Ursachen können das LDL-Cholesterin im Körper so verändern, dass es beim Stoffwechsel nicht mehr verarbeitet werden kann. Diese Veränderungen werden wissenschaftlich als Oxidation bezeichnet. Oxidiertes LDL-Cholesterin lagert sich an den Arterienwänden ab, und im Lauf der Jahre kann Arteriosklerose die Folge sein. Eine Reihe von wissenschaftlichen Untersuchungen konnte in den letzten Jahren nachweisen, dass durch eine vergleichsweise hohe Zufuhr an Antioxidanzien das Risiko eines Herzinfarkts oder eines Schlaganfalls deutlich gesenkt werden kann.

Die so genannten freien Radikale sind seit einiger Zeit sowohl in der Medizin als auch in der Kosmetikbranche im Brennpunkt des Interesses. Diese Stoffe setzen einen Zerstörungsprozess in Gang, der durch Antioxidanzien gebremst werden kann.

Was sind Antioxidanzien?

Antioxidanzien sind Stoffe, welche die Strukturveränderung (Oxidation) von LDL-Cholesterin, aber auch von anderen Stoffen, verhindern können. Ihre Fähigkeit besteht darin, die Schutzhülle (Membran) von Zellen, die zum Teil aus Fetten besteht, zu benetzen und somit vor angriffslustigen Substanzen zu schützen. Diese zerstörerischen Moleküle, die so genannten freien Radikale, entstehen durch verschiedene Einflüsse wie Umweltschadstoffe oder auch Sonneneinstrahlung in unserem Körper.

Trotz ihrer positiven Wirkung können Antioxidanzien jedoch lediglich eine Ergänzung im Kampf gegen hohe Cholesterinwerte sein. An erster Stelle steht die Ausschaltung bzw. Verringerung der Risikofaktoren.

Vitamin E, das wirkungsvollste Antioxidans

Vitamin E (Tokopherol) bietet von allen Vitaminen den besten Arterienschutz. Es verhindert die Oxidation des LDL-Cholesterins, so dass es sich nicht an den Arterien ablagern und so langfristig Arteriosklerose entstehen kann. Vitamin E findet man vor allem in Speiseölen mit einfach und mehrfach ungesättigten Fettsäuren: Weizenkeimöl weist mit 200 Milligramm Tokopherol pro 100 Gramm den höchsten Gehalt auf, gefolgt von Sonnenblumenöl mit 50 Milligramm pro 100 Gramm und Olivenöl mit ca. 25 Milligramm pro 100 Gramm. Fisch ist ebenfalls reich an Vitamin E. In nennenswerten Mengen ist es außerdem in Getreideprodukten, Nüssen und einigen Gemüsesorten (u.a. Fenchel, Grünkohl, Schwarzwurzeln und Spinat) enthalten.

Mittlerweile konnte ein Zusammenhang zwischen dem Cholesterinspiegel und der Konzentration von Vitamin E im Blut wissenschaftlich nachgewiesen werden. Wird dem Organismus ausreichend Vitamin E zugeführt, ist er besser gegen Arteriosklerose gewappnet.

Vitamin C, Beta-Karotin und Selen

Diese Antioxidanzien, die ebenfalls freie Radikale abfangen können, leisten in ähnlicher Weise ihren Beitrag zur Vorbeugung von Arteriosklerose. Vitamin C ist vor allem in Zitrusfrüchten und Paprikaschoten, Beta-Karotin in gelben und grünen Gemüsesorten und Obst enthalten. Diese Gemüsesorten sollten Sie mit etwas Öl zubereiten, damit das fettlösliche Beta-Karotin vom Körper besser verwertet werden kann. Selen ist vor allem in Schweinefleisch und Seefisch enthalten.

Knoblauch & Co.

Auch Knoblauch, Lauch, Zwiebeln und alle Arten von Kohl enthalten neben verschiedenen bioaktiven Substanzen wertvolle Antioxidanzien. Wichtig ist hier vor allem eine schonende Zubereitung, um die empfindlichen Stoffe nicht zu zerstören.

Die neue Joghurtgeneration

Im Reformhaus sind probiotische Joghurtkulturen erhältlich, mit denen Sie – mit Hilfe einer Joghurtmaschine – Ihren Lieblingsjoghurt ganz leicht selbst herstellen können.

Seit vielen Jahren sind in verschiedenen europäischen Ländern so genannte probiotische Milchprodukte ein großer Renner – inzwischen sind sie auch bei uns erhältlich. Diese Milchprodukte enthalten eine andere Art von Milchsäurebakterien als die herkömmlichen Sauermilchprodukte wie Joghurt, Dickmilch oder Sauerrahm. Die nützlichen Bakterien werden nicht wie bei den üblichen Produkten durch die Magensäure zerstört, sondern entfalten im Darm ihre Wirkung und bleiben länger aktiv.

Neben verdauungsfördernden Eigenschaften, der Stärkung des Immunsystems und dem Schutz vor Krankheitskeimen sind diese neuartigen Joghurtkulturen auch in der Lage, den Cholesterinspiegel zu senken. Die herkömmlichen Joghurtsorten tun dies zwar auch,

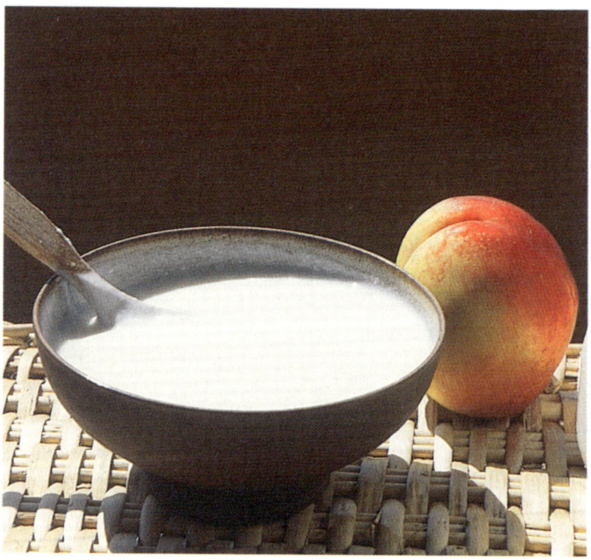

Joghurt enthält reichlich Fluorid, Kalzium und Laktase – Sie können ihn also auch bei Milchzuckerunverträglichkeit genießen.

wirken jedoch aufgrund der geringeren Überlebenschancen ihrer Bakterien im Darm nicht so effektiv. Ob nun mit oder ohne diese speziellen Milchsäurebakterien: Joghurt ist auf jeden Fall sehr gesund, es ist also ratsam, mindestens eine Portion pro Tag zu verzehren.

Alkohol als Therapeutikum?

Alkohol führt in geringen Mengen tatsächlich zu einer Erhöhung des schützenden HDL-Cholesterins. Da, wo ein Glas Wein Entspannung und Lebensfreude unterstützt, ist auch für die Gesundheit nichts zu befürchten. Unser Gerinnungssystem wird positiv beeinflusst, so dass weniger Herzinfarkte entstehen. Trotzdem sollte dies kein Freibrief sein, den Genuss von Alkohol zur Gewohnheit werden zu lassen.

Gegen ein tägliches Gläschen Wein ist absolut nichts einzuwenden. Verschiedene medizinische Studien konnten dem Wein sogar eine vorbeugende Wirkung gegen den Herzinfarkt nachweisen.

Alkohol und Übergewicht

Bestehen allerdings Gewichtsprobleme, so kommt dem Alkohol eine schlechte Rolle zu: Alkoholische Getränke regen in aller Regel den Appetit an. Schließlich trinken nicht umsonst viele Menschen vor dem Essen einen Aperitiv. Außerdem verführt Alkohol dazu, über die normalen Verhältnisse zu essen. Zudem liefert Alkohol fast genauso viel Kalorien wie Fett (sieben Kilokalorien pro Gramm) und wandelt sich bei einem gleichzeitigen Überangebot an Energie in Fett um. Das überschüssige Fett lagert sich wiederum an den Arterienwänden ab und verengt langfristig die Blutgefäße.

Man ist also gut beraten, während einer Diät Alkohol möglichst ganz wegzulassen. Ansonsten ist gegen ein Glas Prosecco oder Wein zur Entspannung natürlich nichts einzuwenden.

Fett- und Cholesterinwerte in Lebensmitteln

Nahrungsmittel pro 100 Gramm	Fett in Gramm	Cholesterin in Milligramm
Aal, geräuchert	33	195
Avocado	20	0
Barsch	0,5	85
Bismarckhering, Konserve	10	56
Blutwurst	30	96
Bratmakrele	7,5	0
Bratwurst	28	84
Brie, 70 % Fett i. Tr.	40	112
Butter	83	240
Buttermilch	0,5	3
Camembert, 70 % Fett i. Tr.	40	112
Chips	36	0
Cornedbeef, Konserve	19	57
Crème fraîche, 30% Fett	31	109
Croissant	26	25
Currywurst	24	72
Doppelrahmfrischkäse, 60 % Fett i. Tr.	32	103
Edelpilzkäse, 60 % Fett i. Tr.	38	90
Eiernudeln	3	94
Entenleber	4,5	515
Erdnüsse, geröstet	49	0
Erdnussflips	35	0
Flunder, frisch	0,5	60
Gänseschmalz	99,5	103
Garnelen	1,7	140
Gelbwurst	33	68
Hartkäse, 45 % F.ett i. Tr.	30	75
Haselnüsse	662	0
Kabeljau, frisch	0,5	60

Fett- und Cholesterinwerte in Lebensmitteln

Nahrungsmittel pro 100 Gramm	Fett in Gramm	Cholesterin in Milligramm
Kalbfleisch, mager	3	71
Kalbfleischwurst	22	72
Kalbsbries	3	290
Kasseler Fleisch	18	79
Kefir, 3,5 % Fett	3,5	13
Krabben	1,5	160
Lachs, frisch	14	32
Lammfleisch	7	70
Leberkäse	30	82
Limburger, 20 % Fett	9	21
Mandeln	51	0
Mascarpone	48	138
Mettwurst	45	91
Miesmuscheln	1,5	110
Müsliriegel	19	0
Nuss-Nougat-Creme	31	0
Palmöl	100	10
Salami	50	117
Schinkenwurst	23	77
Schlagsahne, 30 % Fett	21	109
Schmelzkäse, 45 % Fett i. Tr.	21	48
Schnittkäse, halbfest, 45 % Fett i. Tr.	26	67
Schokolade	30	0
Sonnenblumenkerne	49	0
Sonnenblumenöl	100	0
Tintenfisch	0,5	60
Walnüsse	52	0
Weichkäse, 45 % Fett i. Tr.	22	54
Wiener Würstchen	25	65

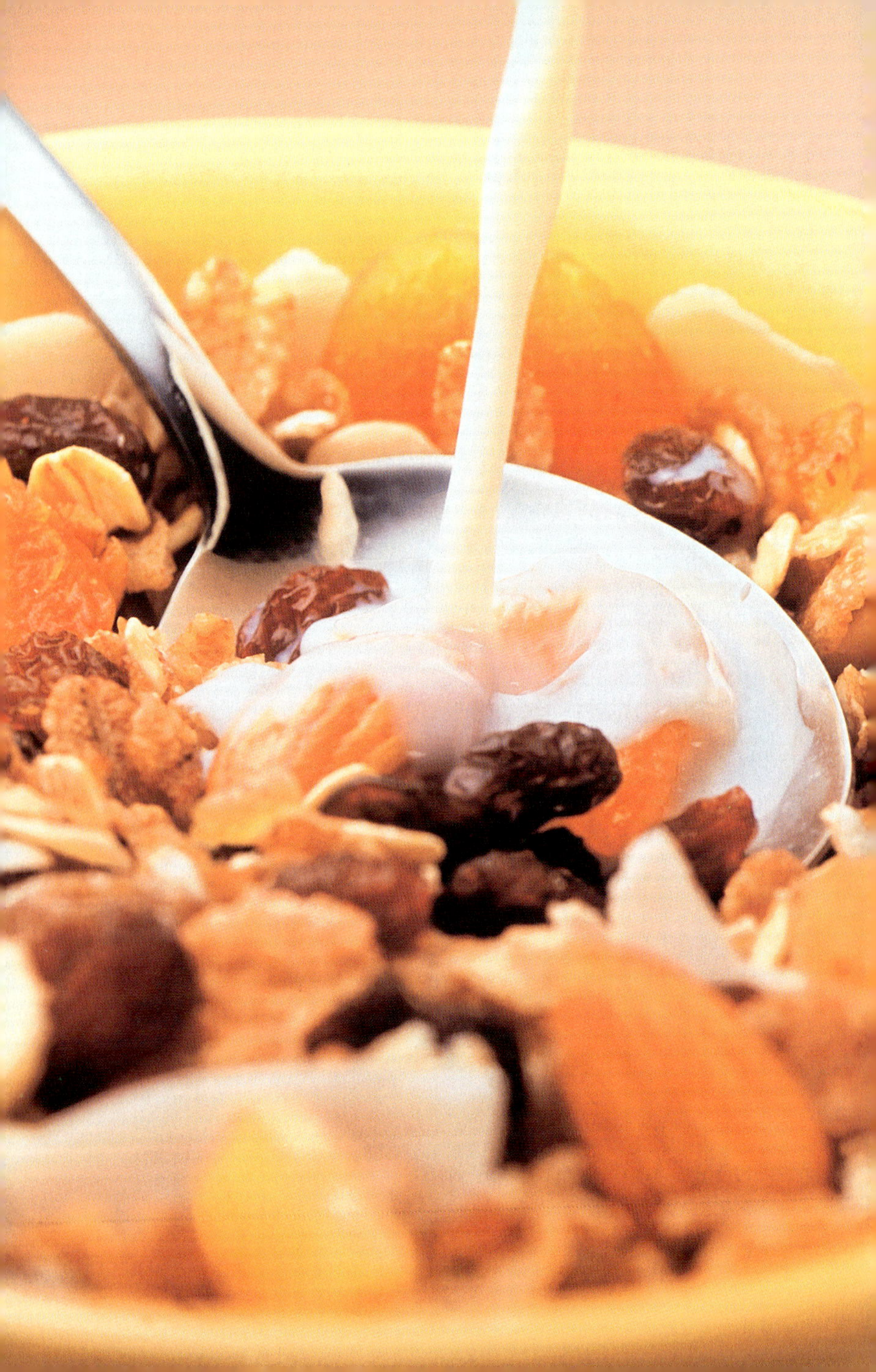

Das Frühstück

Das Frühstück ist die erste Mahlzeit des Tages und sollte dafür sorgen, dass Sie munter werden und einen angenehmen und vitalen Start in den Tag haben. Für eine gesunde Lebensweise, die bei der täglichen Ernährung beginnt, ist deshalb ein vollwertiges und dennoch leichtes Frühstück sehr wichtig.
Auf den folgenden Seiten finden Sie verschiedene Frühstücksideen, die sich ideal in eine gesundheitsbewusste Ernährung integrieren lassen. Sie werden sehen, was für einen Unterschied es macht, den Tag mit einer schmackhaften Mahlzeit zu beginnen, die Ihnen zugleich Power und Vitalität schenkt.

Zeichenerklärung
kcal = Kilokalorien
kJ = Kilojoule
E = Eiweiß
KH = Kohlenhydrate
B = Ballaststoffe
F = Fett
Chol = Cholesterin
Die Angaben beziehen sich auf eine Portion.

Frischkornmüsli

Zutaten für 2 Personen
8 EL Weizenschrot • 2 Äpfel • 2 Becher fettarmer Joghurt (je 150 g) • 2 EL Honig • 2 EL gehackte Nüsse

1 Bereits am Vorabend den Weizenschrot in 1 Tasse Wasser einweichen. In einem abgedeckten Gefäß im Kühlschrank über Nacht quellen lassen.
2 Am folgenden Morgen die Äpfel dünn abschälen, auf einer Rohkostreibe grob raspeln und zusammen mit dem Joghurt unter das Müsli rühren. Mit Honig abschmecken und mit gehackten Nüssen bestreuen.
Nach Belieben können Sie das Müsli mit fettarmer Milch vermischen. Reste sollten Sie zugedeckt im Kühlschrank aufbewahren.

386 kcal/1617 kJ
11 g E
58 g KH
7 g B
11 g F
8 mg Chol

Buttermilchmüsli

324 kcal/1353 kJ
10 g E
52 g KH
6 g B
8 g F
3 mg Chol

Zutaten für 2 Personen

2 Äpfel • 100 g Beeren (z. B. Erdeeren) • Saft von 1/2 Zitrone
80 g kernige Haferflocken • 1 EL geriebene Haselnüsse
1 EL brauner Zucker • 200 ml Buttermilch

1 Die Äpfel waschen, vierteln und das Kerngehäuse entfernen, grob raspeln.

2 Die Beeren waschen und in kleine Stücke schneiden.

3 Äpfel und Beeren mit Zitronensaft, Haferflocken, Nüssen und Zucker in einer Schüssel gut vermengen.

4 Die Buttermilch zugeben und umrühren.

Gebackene Banane auf Toast

481 kcal/2013 kJ
10 g E
52 g KH
6 g B
8 g F
3 mg Chol

Zutaten für 2 Personen

4 Scheiben Vollkorntoast • 1 Banane • Saft von 1 Zitrone
4 EL Johannisbeergelee • 400 ml frisch gepresster Orangensaft

1 Das Brot goldbraun toasten.

2 Die Banane schälen, in Scheiben schneiden und mit Zitronensaft beträufeln, damit sie nicht braun werden. Die Scheiben auf dem Toast verteilen.

3 Auf jede Scheibe Toast 1 Esslöffel Johannisbeergelee geben und alles im Backofen bei ca. 160 °C etwa 7 Minuten überbacken. Achten Sie darauf, dass das Brot nicht zu dunkel wird.

4 Dazu 1 Glas frischen Orangensaft reichen. Gut ist auch der Vollfruchtsaft ohne Zucker aus dem Supermarkt.

Süßes Brötchen mit Orangenscheiben

Zutaten für 2 Personen

2 Mehrkornbrötchen • 2 TL Halbfettmargarine • 4 TL Honig
2 Orangen • 2 TL Leinsamen

1 Die Mehrkornbrötchen halbieren, dünn mit Margarine bestreichen und den Honig gleichmäßig darauf verteilen.

2 Die Orangen schälen, filetieren und auf den Brötchen verteilen. Mit etwas Leinsamen bestreuen.

INFO Orangen sind reich an Vitamin C, das zusammen mit den Vitaminen B1, B2, B6, E und Niazin des Mehrkornbrots zur besseren Fettverwertung beiträgt.

262 kcal/1099 kJ
5 g E
49 g KH
6 g B
4 g F
0 mg Chol

Wenn Sie's bitter mögen, können Sie die Orangen durch eine Grapefruit ersetzen.

Orangenfrischkäse

Zutaten für 2 Personen

Saft von 2 Orangen • 300 g körniger Frischkäse • etwas ungespritzte Orangenschale • etwas Zucker oder Honig

1 Orangen auspressen.

2 Den Frischkäse vorsichtig mit dem Orangensaft verrühren und die abgeriebene Orangenschale hinzugeben.

3 Je nach Geschmack mit Zucker oder – am besten – mit Honig abschmecken. Als Beilage servieren Sie 1 Scheibe Vollkornbrot.

INFO Milchprodukte sollten kühl gelagert und nicht dem Licht und der Luft ausgesetzt werden, um die wertvollen Vitamine nicht zu zerstören.

189 kcal/789 kJ
22 g E
13 g KH
2 g B
5 g F
15 mg Chol

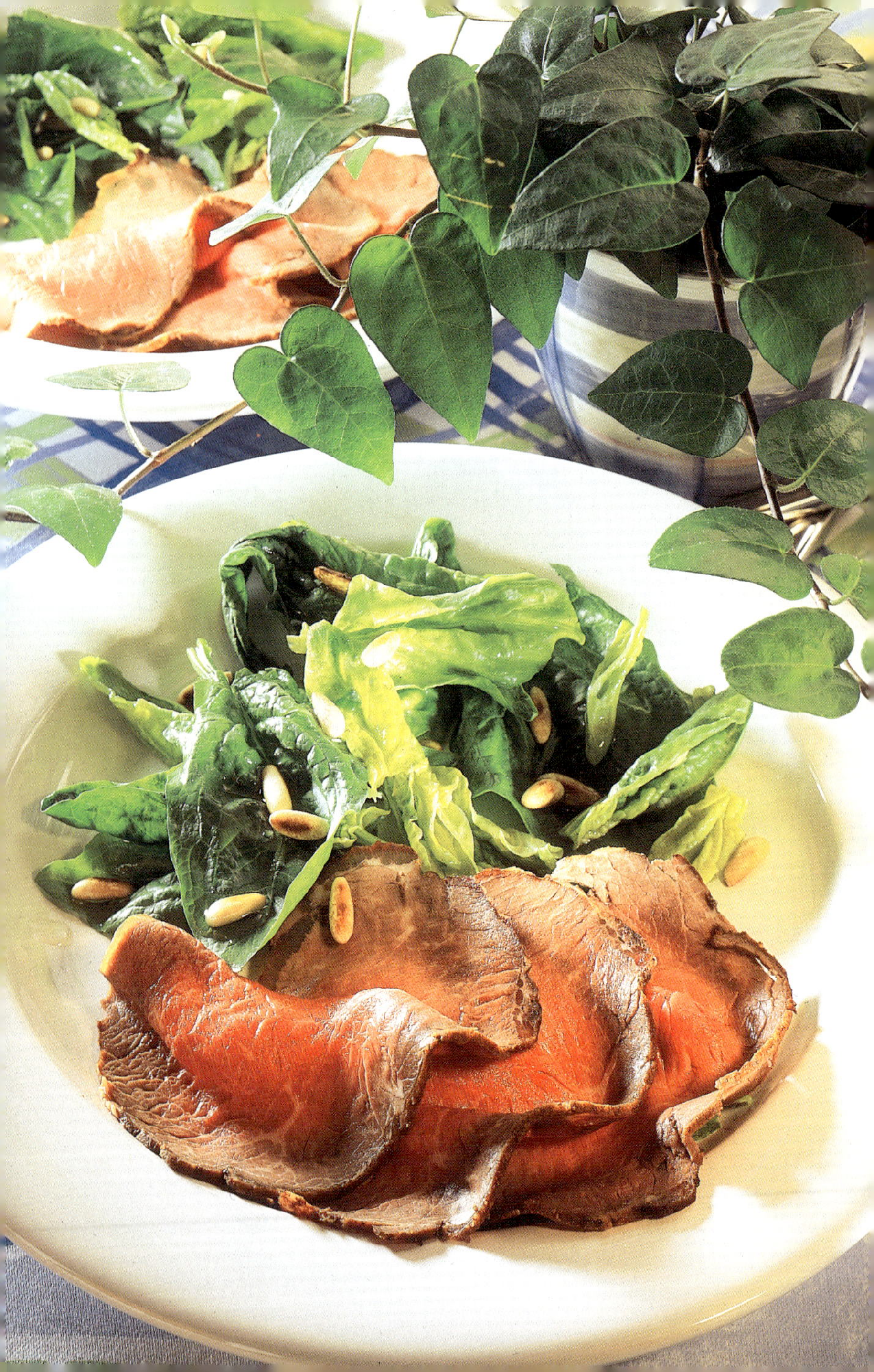

Vorspeisen und Zwischenmahlzeiten

Besonders bei Gewichtsproblemen ist es ratsam, dem Heißhunger einen Riegel vorzuschieben, indem man vor der Hauptmahlzeit eine leichte Vorspeise zu sich nimmt. Die folgenden Rezeptvorschläge sind auf eine cholesterinfreundliche und fettarme Ernährung zugeschnitten und lassen sich vielfältig mit den verschiedensten Hauptgerichten kombinieren. Sie können jedoch auch einmal eine größere Mahlzeit ersetzen oder als Snack für zwischendurch genossen werden.

Spargel in Senfvinaigrette

Zutaten für 2 Personen

1 kg Stangenspargel (frisch oder aus dem Glas) • Salz etwas Butter • 1 Prise Zucker
Marinade: 3 EL Obstessig • 2 EL Rapsöl • 2 EL trockener Weißwein • 3 EL Spargelfond (warm) • 1 TL mittelscharfer Senf • 1 EL Schnittlauchröllchen • frisch geschnittenes Basilikum • 1 TL rosa Beeren • Salz, Pfeffer • 1 Prise Zucker

191 kcal/807 kJ
7 g E
9 g KH
6 g B
13 g F
0 mg Chol

1 Den Spargel schälen und die Enden abschneiden. In leicht gesalzenem Wasser mit etwas Butter und 1 Prise Zucker bissfest garen.

2 Alle Zutaten für die Marinade vermischen, mit Salz, Pfeffer und Zucker abschmecken. Den Spargel auf einer Platte anrichten und die Senfvinaigrette darüber geben, wenigstens 2 Stunden ziehen lassen, dann servieren.

Spargel gehört mit zu den kalorienärmsten Gemüsesorten: Er hat nur 17 Kilokalorien pro 100 Gramm.

Avocadosalat

233 kcal/973 kJ
2 g E
12 g KH
5 g B
20 g F
0 mg Chol

Zutaten für 2 Personen

1 EL Olivenöl • 2 EL Zitronensaft • 1 Messerspitze Senf 1 EL gemischte Salatkräuter • Jodsalz, Pfeffer • Zucker 1 grüner Apfel (100 g) • 100 g Salatgurke • 100 g grüne Paprikaschote • 1 kleine Avocado (ca. 150 g)

Ein Teelöffel frisch gewiegter Koriander verleiht der Salatsauce zusätzlich eine exotische Note.

1 Aus Olivenöl, Zitronensaft, Senf, den Salatkräutern, Salz, Pfeffer und Zucker eine würzige Salatsauce anrühren.

2 Den Apfel waschen, ungeschält vierteln, das Kernhaus entfernen und in dünne Scheiben schneiden.

3 Dann die Gurke waschen, halbieren und ebenfalls in dünne Scheiben schneiden – die Gurke nicht schälen, damit die Scheiben fest bleiben.

4 Die Paprikaschote waschen, ebenfalls halbieren, Kerne herauslösen und in schmale Streifen schneiden.

5 Zum Schluss die Avocado halbieren, den Kern herausnehmen, die Schale vorsichtig abziehen und das Avocadofleisch in feine Scheiben schneiden.

6 Alle Zutaten vorsichtig in die Salatsauce mischen, bei Bedarf nochmals mit Salz und Pfeffer abschmecken und servieren.

Gutsherrentoast

256 kcal/1074 kJ
26 g E
18 g KH
1 g B
9 g F
86 mg Chol

Zutaten für 2 Personen

4 Scheiben Schweinefilet (je 50 g) • Jodsalz, Pfeffer aus der Mühle • 1/2 TL Sonnenblumenöl • 4 Scheiben Tomate 4 Scheiben Stangenbrot • 4 Salatblätter • 2 EL Sauerrahm gemischte Kräuter • 1/2 Knoblauchzehe • 1 blaue, in Ringe geschnittene Zwiebel

1 Die Schweinefilets mit etwas Jodsalz und Pfeffer aus der Mühle auf beiden Seiten würzen und in Öl anbraten. Zu den Filetscheiben die in Scheiben geschnitte Tomate geben und kurz mit erhitzen.
2 Auf jede getoastete Stangenbrotscheibe 1 Salatblatt legen, darauf die Filetscheiben und darüber die Tomatenscheiben geben.
3 Aus Sauerrahm, den gewaschenen und grob gehackten Kräutern sowie der fein gehackten Knoblauchzehe eine würzige Sauce mischen.
4 Die Sauce über die Filetscheiben verteilen und mit den Zwiebelringen garnieren.

Artischocken mit Knoblauchdip

Zutaten für 2 Personen
2 frische Artischocken • 2 Knoblauchzehen • 60 g Sauerrahm • 150 g fettarmer Joghurt • 1 Prise Knoblauchsalz weißer Pfeffer

128 kcal/537 kJ
7 g E
8 g KH
13 g B
7 g F
23 mg Chol

1 Die Artischocken waschen und in Salzwasser ca. 20 Minuten leicht kochen.
2 Den Knoblauch abziehen und pressen.
3 Sauerrahm und Joghurt miteinander verrühren und den Knoblauch untermischen. Die Creme mit Knoblauchsalz und weißem Pfeffer pikant würzen.
4 Die Artischocken aus dem Topf nehmen, gut abtropfen lassen und gleich auf einem Teller anrichten. Dazu die Stiele ganz abschneiden, damit die Artischocken gerade auf dem Teller liegen bleiben können.
Zum Verzehr die Artischockenblätter herauszupfen und in die Knoblauchsauce eintunken.

Tipp
Auch der Artischockenboden schmeckt sehr gut. Nur die Fasern bitte nicht mitessen!

Karottensuppe mit feinen Kräutern

166 kcal/700 kJ
4 g E
15 g KH
8 g B
10 g F
0 mg Chol

Zutaten für 2 Personen
1 Zwiebel • 1 TL Margarine • 250 g Karotten • 1 Kartoffel
1/2 l Gemüsebrühe • Jodsalz, Pfeffer aus der Mühle
1 EL Weinessig • je 1/2 Bund Dill und Petersilie
1 EL gehackte Nüsse

Am besten schmecken Karotten der ersten Ernte im Sommer. Das Grün können Sie mit verwenden, wenn es Biokarotten sind.

1 Die Zwiebel fein hacken und in etwas Margarine glasig dünsten.
2 Die Karotten schälen, in kleine Stücke schneiden. Die Kartoffel schälen, in Würfel schneiden und zusammen mit den Karotten in den Topf geben. Mit Gemüsebrühe aufgießen und alles ca. 15 Minuten weich garen.
3 Anschließend die Gemüsesuppe mit einem Mixstab pürieren und mit Jodsalz und Pfeffer abschmecken. Mit dem Weinessig verfeinern.
4 Die Suppe bei Bedarf nochmals erwärmen, aber nicht kochen lassen.
5 Mit frisch gehackten Kräutern und den Nüssen bestreuen.

Champignons mit Tomatendressing

96 kcal/402 kJ
2 g E
6 g KH
2 g B
6 g F
0 mg Chol

Zutaten für 2 Personen
100 g frische Champignons • Saft von 1/2 Zitrone
2 Frühlingszwiebeln • 2 EL frische Kresse
Für das Dressing: 1 große Fleischtomate • 2 EL Obstessig
1 EL Olivenöl • Salz, Pfeffer • 1 Prise Cayennepfeffer
1 Prise Zucker • einige Blätter frisches Basilikum

1 Die Champignons waschen, gut abtropfen lassen, in Scheiben schneiden und mit Zitronensaft beträufeln, damit sie sich nicht verfärben.

2 Die Frühlingszwiebeln putzen, waschen und in hauchdünne Scheibchen schneiden.

3 Die Kresse waschen und fein hacken.

4 Für das Dressing die Fleischtomate häuten, entkernen und in eine Schüssel geben. Obstessig zugießen und das Ganze im Mixer oder mit dem Pürierstab pürieren.

5 Das Olivenöl tropfenweise einrühren. Mit Salz, Pfeffer, Cayennepfeffer und Zucker abschmecken.

6 Die Basilikumblätter waschen, fein hacken und unter das Tomatendressing rühren.

7 Champignons, Frühlingszwiebeln und Kresse in eine Schüssel geben und das Tomatendressing unterrühren.

Vor dem Servieren noch 10 bis 15 Minuten im Kühlschrank ziehen lassen. Dazu passt Weißbrot.

Spinatsalat mit Roastbeef

Zutaten für 2 Personen

200 g Blattspinat • 1 EL Pinienkerne • 1 EL Balsamicoessig Jodsalz • 1 EL Olivenöl • 100 g Roastbeef (hauchdünn geschnitten)

179 kcal/754 kJ
16 g E
1 g KH
3 g B
12 g F
35 mg Chol

1 Den Spinat putzen, waschen und gut abtropfen lassen. In mundgerechte Stücke zupfen.

2 Die Pinienkerne in einer Pfanne ohne Fett goldbraun rösten.

3 Den Essig mit Salz verrühren. Unter Rühren das Öl langsam dazugießen. 2/3 der Sauce über den Spinat geben und 5 Minuten ziehen lassen.

4 Den Salat auf zwei Tellern anrichten und mit Roastbeef belegen. Mit der restlichen Salatsauce beträufeln und mit Pinienkernen bestreuen.

Dazu passt Fladenbrot.

Kalte Gurken-Dill-Creme

104 kcal/454 kJ
7 g E
11 g KH
1 g B
2 g F
8 mg Chol

Zutaten für 2 Personen
1/2 Salatgurke (250 g) • 1 EL Weißwein • 1/4 l Buttermilch 150 g Joghurt (1,5 %) • Jodsalz • 1 Prise geriebene Muskatnuss • 1 Prise Zucker • 2 EL Dill

1 Die Salatgurke putzen und halbieren. Das Kerngehäuse mit einem Teelöffel herauslösen, die Gurke anschließend in feine Würfel schneiden.
2 Gurkenwürfel in eine Schüssel geben. Den Wein mit der Buttermilch und dem Joghurt glatt rühren und unter das Gemüse mischen.
3 Die Kaltschale mit dem Jodsalz, der geriebenen Muskatnuss und dem Zucker abschmecken. Den frisch verlesenen Dill waschen, fein hacken und darunter mengen.
4 Die Gurken-Dill-Creme in einer Schale anrichten und mit einigen frischen Dillzweigen garnieren.

Ein halber Liter Buttermilch deckt zwei Drittel des täglichen Vitamin- und Mineralstoffbedarfs.

Buttermilchsuppe mit frischen Kräutern

135 kcal/565 kJ
9 g E
15 g KH
1 g B
3 g F
8 mg Chol

Zutaten für 2 Personen
1 EL Margarine • 1 EL Mehl • 1/2 l Buttermilch • 1 TL gekörnte Brühe • Salz • 1 Messerspitze Paprikapulver • je 1 EL frische Kräuter (Estragon, Dill, Liebstöckel, Sauerampfer, Zitronenmelisse, Pfefferminze)

1 Die Margarine in einem Topf schmelzen, das Mehl unter Rühren hinzufügen und nach und nach die Buttermilch dazugießen. So lange rühren, bis die Flüssigkeit leicht eingedickt ist.

2 Die gekörnte Brühe in die Suppe rühren und mit Salz und Paprikapulver abschmecken. Die Suppe weitere 5 Minuten ziehen lassen.

3 Die frischen Kräuter verlesen, waschen und fein hacken. Erst kurz vor dem Servieren in die Buttermilchsuppe rühren.

TIPP Sehr gut zu dieser Suppe passen geröstete Brotcroûtons. Um Fett zu sparen, toasten Sie das Brot am besten und schneiden es dann in Würfel.

Pikanter Apfelsalat

Zutaten für 2 Personen

2 EL Zitronensaft • 1 EL Sonnenblumenöl • Jodsalz, Pfeffer Zucker • 250 g Äpfel • 80 g Zwiebeln • 1 EL Schnittlauchröllchen

143 kcal/598 kJ
1 g E
19 g KH
3 g B
7 g F
0 mg Chol

1 Den Zitronensaft, das Sonnenblumenöl, Salz, Pfeffer und Zucker zu einer pikanten Salatsauce verrühren.

2 Die Äpfel waschen, schälen, vierteln, vom Kerngehäuse befreien und in feinen Scheiben direkt in die Sauce hineinschneiden.

3 Die Zwiebeln abziehen, in feine Streifen schneiden und ebenfalls unter die Sauce heben. Anschließend etwas durchziehen lassen.

4 Den Salat bei Bedarf nochmals mit Salz und Pfeffer abschmecken und mit Schnittlauchröllchen bestreut servieren.

TIPP Wenn Sie diesen Salat etwas üppiger haben möchten, können Sie beispielsweise gekochten Naturreis oder 1 Schuss Sahne darunter mischen.

Ein altes englisches Sprichwort, an das man sich halten sollte, lautet: »An apple a day keeps the doctor away« – »Ein Apfel pro Tag hält Ihnen den Arzt vom Leib«.

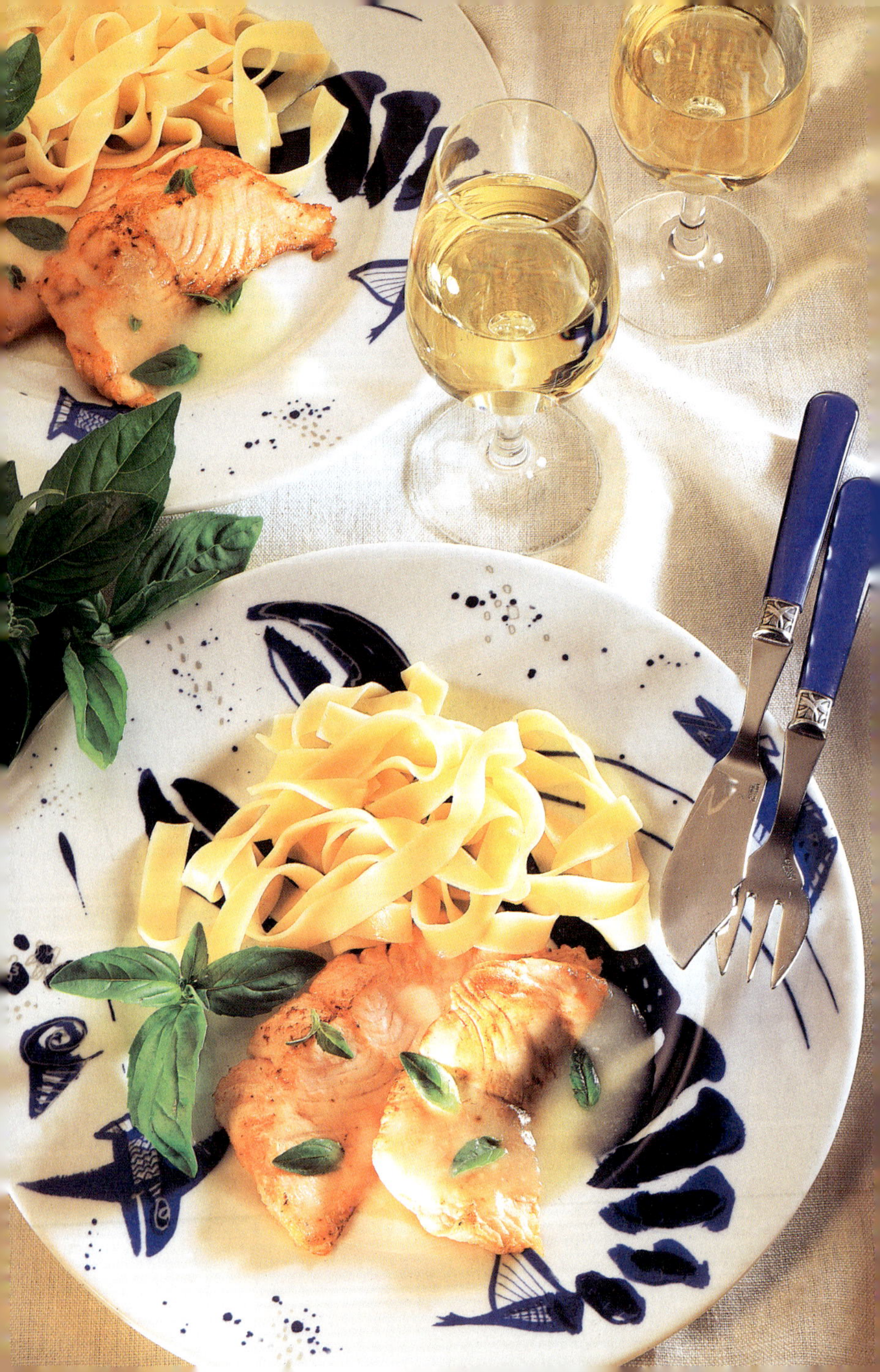

Hauptgerichte mit Fleisch und Fisch

Auch wenn Sie jeden Tag Ihre Mahlzeiten selbst zubereiten, muss nicht gleich Eintönigkeit in Ihren Speiseplan einkehren. Die folgenden Rezepte zeigen Ihnen vielfältige und schmackhafte Kombinationen einfacher Lebensmittel wie Fleisch, Fisch und Gemüse.

Pizzaschnitzel

Zutaten für 2 Personen

2 Schweineschnitzel (je 150 g) • Jodsalz, Pfeffer • 1 TL Mehl Oregano • 1 EL Olivenöl • 1 Knoblauchzehe • 1 TL fein gehackte, getrocknete Steinpilze • 2 EL Tomatenketchup 1 Tomate • 60 g Mozzarella

324 kcal/1356 kJ
40 g E
6 g KH
1 g B
15 g F
119 mg Chol

1 Die Schnitzel leicht klopfen, salzen und pfeffern.

2 Das Mehl mit Oregano mischen und die Schnitzel darin wenden.

3 Das Öl erhitzen und die Schnitzel auf beiden Seiten braten. Dann die fein gehackte Knoblauchzehe zugeben.

4 Die Steinpilze einweichen. Zusammen mit dem Tomatenketchup, Oregano, Salz und Pfeffer zu einer Marinade verrühren und mit dieser die Schnitzel bestreichen.

5 Die Tomate waschen und ebenso wie den Mozzarella in Scheiben schneiden. Die Schnitzel damit belegen.

6 Die Pfanne abdecken, damit der Käse schmilzt. Nach Belieben die Schnitzel mit frischen Kräutern garnieren.

Frische Steinpilze statt der getrockneten machen dieses Schnitzel zu einem kulinarischen Gedicht.

Hähnchenbrust auf Endiviengemüse

351 kcal/1468 kJ
38 g E
3 g KH
2 g B
21 g F
124 mg Chol

Zutaten für 2 Personen

1/2 Kopf Endiviensalat • 100 g Champignons • 1 Schalotte 250 g Hähnchenbrustfilet • Jodsalz, weißer Pfeffer 100 g Sauerrahm • gehackter Rosmarin • 1 EL Sonnenblumenöl • 25 g geriebener Parmesan

Sie können die Hähnchenbrust selbstverständlich durch Putenbrust, aber auch durch Kalbfleisch ersetzen.

1 Den Backofen auf 200 °C vorheizen. Den Endiviensalat waschen und in feine Streifen schneiden. Die Champignons waschen, putzen und blättrig schneiden. Die Schalotte abziehen und fein würfeln.

2 Das Hähnchenbrustfilet in etwa 2 Zentimeter dicke Streifen schneiden. Mit etwas Salz und Pfeffer würzen.

3 Die Endivienstreifen und die Champignonscheiben in einem Topf mit wenig Wasser kurz dünsten. Mit dem Sauerrahm verfeinern und mit Salz, Pfeffer und Rosmarin abschmecken. Das Gemüse warm stellen.

4 Die fein gehackte Schalotte in Öl andünsten. Das Fleisch dazugeben und von allen Seiten leicht anbraten.

5 Das Fleisch in eine Auflaufform geben, mit dem Parmesan bestreuen und im Ofen so lange überbacken, bis der Käse zerlaufen und goldbraun geworden ist.

6 Das Gemüse auf zwei Tellern anrichten und die mit Käse überbackenen Hähnchenbruststreifen darauf legen.

Tipp Zu diesem Gericht passen sehr gut Kartoffeln als Beilage. Am besten essen Sie diese mit der Schale, denn so bekommen Sie gleichzeitig eine Extraportion Ballaststoffe.

Hähnchenbrustfilet im Chicoréemantel

Zutaten für 2 Personen

2 Hähnchenbrustfilets (je 150 g) • 4 Salbeiblätter 40 g gekochter Schinken (dünn aufgeschnitten) • Rosmarin 1 Chicorée • Schweinenetz • 1 TL Sonnenblumenöl 200 g Austernpilze • 1 TL Rapsöl • 1 EL frisch gehackte Petersilie • Jodsalz

280 kcal/1174 kJ
43 g E
2 g KH
3 g B
11 g F
111 mg Chol

1 Die Hähnchenbrustfilets waschen und mit Küchenkrepp trockentupfen.

2 Das eine Filet mit Salbeiblättern belegen, darauf den Schinken geben, anschließend mit Rosmarin bestreuen und zum Abschluss das andere Filet obenauf legen.

3 Den Chicorée waschen, den Strunk entfernen und die Filets in die Blätter einwickeln. Das Schweinenetz auslegen und die in Chicorée gehüllten Filets damit einschlagen.

4 Das Öl heiß werden lassen, die Hähnchenbrustfilets darin auf beiden Seiten anbraten und anschließend im Backofen bei einer Temperatur von 180 °C ca. 15 bis 20 Minuten fertig garen.

5 In der Zwischenzeit die Austernpilze putzen – nicht waschen – und in Rapsöl kurz andünsten. Etwas gehackte Kräuter dazugeben und mit wenig Jodsalz würzen.

6 Die Pilze dekorativ auf Tellern anrichten. Die Hähnchenbrüste im Chicoréemantel in Scheiben schneiden und zu den Austernpilzen reichen. Die Hähnchenbrustfilets mit der Petersilie bestreuen.

Hat der Metzger kein Schweinenetz vorrätig, können Sie diese Chicoréerouladen auch mit Küchengarn umwickeln.

INFO Hähnchenbrustfilet zeichnet sich durch einen besonders geringen Fettanteil aus.

Schweinekotelett auf bunten Linsen

428 kcal/1796 kJ
48 g E
33 g KH
11 g B
11 g F
90 mg Chol

Zutaten für 2 Personen
2 Schweinekoteletts (je 150 g) • Jodsalz, weißer Pfeffer
100 g Karotten • 1 Zwiebel • 50 g Sellerie • 250 g Lauch
1 Knoblauchzehe • 1 Bund Kerbel • 100 g bunte Linsen
1/4 l Gemüsebrühe • 2 Lorbeerblätter

1 Die Schweinekoteletts salzen und pfeffern.
2 Gemüse putzen, den Knoblauch abziehen und alles zerkleinern. Den Kerbel waschen, die Blättchen von den Stielen zupfen und fein hacken. Die Linsen waschen.
3 Die Brühe in einem Dampfkochtopf erhitzen. Die Linsen mit den Lorbeerblättern in das Dampfsieb geben und ca. 20 Minuten dämpfen. Anschließend das Gemüse und die Koteletts noch 10 Minuten dämpfen.
4 Den Topf vom Herd nehmen und das Gericht noch etwa 3 Minuten ruhen lassen. Die Koteletts und das Linsengemüse auf zwei Tellern anrichten und mit den Kerbelblättchen bestreuen.

Nussiges Hähnchengeschnetzeltes

400 kcal/1676 kJ
35 g E
7 g KH
3 g B
26 g F
83 mg Chol

Zutaten für 2 Personen
250 g Hähnchenbrustfilet • Jodsalz, Pfeffer • 150 g Brokkoli
1 Knoblauchzehe • 2 EL Distelöl • 1/2 TL geriebener Ingwer
40 g Walnüsse • 1 TL trockener Sherry • 1 TL Sojasauce
Zucker • 1 TL Speisestärke

1 Das Hähnchenbrustfilet kalt abspülen, trockentupfen und in feine Streifen schneiden. Mit etwas Salz und Pfeffer würzen.

2 Den Brokkoli waschen und in Röschen zerteilen.
3 Den Knoblauch abziehen und fein hacken.
4 1 Esslöffel Öl in einer Pfanne erhitzen und den Brokkoli darin andünsten. Auf einem Teller warm stellen.
5 Im restlichen Öl Ingwer und Knoblauch andünsten. Das Fleisch dazugeben und 4 bis 6 Minuten anbraten, dann die Nüsse unterrühren.
6 Sherry, Sojasauce und Zucker mit der Speisestärke und 1 Teelöffel Wasser verrühren und zum Hühnerfleisch geben. Unter Rühren aufkochen lassen, bis die Sauce leicht andickt. Den Brokkoli untermengen.

Brokkoli ist aufgrund seines hohen Kalziumgehalts eine Alternative bei Milchunverträglichkeit. Essen Sie die Stiele mit, sie enthalten viel Selen.

Schweinegeschnetzeltes mit Brokkoli

Zutaten für 2 Personen
300 g Schweineschnitzel • 1 TL Öl • 2 Zwiebeln • 1 EL Mehl
1/8 l Gemüsebrühe • Jodsalz, Pfeffer aus der Mühle
4 EL Sahne (10 %) • 300 g Brokkoli • 4 EL Naturreis

361 kcal/1513 kJ
40 g E
26 g KH
5 g B
10 g F
116 mg Chol

1 Das Schweineschnitzel in schmale Streifen schneiden und in einer Pfanne mit dem Öl anbraten. Dann die in Ringe geschnittenen Zwiebeln dazugeben und glasig dünsten. Das Mehl über das Fleisch stäuben und mit Gemüsebrühe angießen. Bei geringer Hitze einige Minuten garen.
2 Mit Jodsalz und Pfeffer würzen und mit der Sahne verfeinern.
3 Den Brokkoli sorgfältig putzen, waschen und in wenig Gemüsebrühe bissfest dünsten.
4 Den Naturreis in Salzwasser kochen.
5 Das Geschnetzelte mit dem Brokkoli und dem Reis servieren.

Lammfilet à la Provence

378 kcal/1582 kJ
36 g E
33 g KH
7 g B
10 g F
102 mg Chol

Zutaten für 2 Personen

4 magere Lammfilets (je 75 g) • schwarzer Pfeffer aus der Mühle • 1 TL Olivenöl • 4 gekochte Kartoffeln
1 rote Zwiebel • 1 Zucchini • Jodsalz • je 1 EL Schnittlauch und Petersilie • 1 roter Apfel • 1 TL Margarine
Minzeblätter

Lamm ist ein typisches Frühjahrsgericht: Am zartesten schmecken die jungen Lämmer, die so genannten Milchlämmer. Sie können beide Rezepte jedoch auch mit dem Fleisch junger Zicklein zubereiten.

1 Die Lammfilets mit Pfeffer würzen und in heißem Olivenöl anbraten. Anschließend warm stellen.

2 Die gekochten Kartoffeln pellen und in Scheiben schneiden. Die Zwiebel in Ringe schneiden und zusammen mit den Kartoffelscheiben in der Pfanne goldgelb anbraten. Dann die geputzte und in Scheiben geschnittene Zucchini hinzufügen und bissfest garen. Anschließend alles mit Salz und Pfeffer würzen und mit den fein gehackten Kräutern bestreuen.

3 Für die Dekoration den Apfel schälen, in Scheiben schneiden und in Margarine kurz andünsten.

4 Das Kartoffel-Zucchini-Gemüse auf Tellern anrichten und darauf die gebratenen Lammfilets setzen. Mit den Apfelscheiben schön garnieren. Zum Schluss noch mit frischen Minzeblättern bestreuen.

INFO Zu Unrecht in Misskredit geraten ist das Wort »Fett«, denn ohne diesen Stoff wären Haut und innere Organe nicht geschützt. Die Fettschicht hält den Menschen warm, die Körperzellen werden geschützt, weil sie von einer ölig-feuchten Membranschicht umgeben sind. Erst der übermäßige Genuss von Fett führt zu einem erhöhten Cholesterinspiegel.

Lammnüsschen im Wirsingmantel

Zutaten für 2 Personen

1 kleiner Kopf Wirsing • 2 Lammnüsschen aus der Keule (je 130 g) • 2 Knoblauchzehen • 1 TL Rapsöl • 1 Frühlingszwiebel • 50 g Champignons • 1 TL Olivenöl je 1 TL gehackter Thymian und Rosmarin • 1 Prise Jodsalz Pfeffer aus der Mühle • etwas Gemüsebrühe

386 kcal/1611 kJ
33 g E
9 g KH
8 g B
24 g F
87 mg Chol

1 Den Wirsing putzen und den Strunk herausschneiden. Die Blätter vorsichtig ablösen, waschen und in Salzwasser ca. 2 Minuten blanchieren. Abschrecken und beiseite stellen.

2 Die Lammnüsschen von den Sehnen befreien. Den Knoblauch abziehen und in Stifte schneiden. Die Lammnüsschen damit spicken. Das Öl in einer Pfanne erhitzen und das Fleisch auf beiden Seiten anbraten.

3 Die Frühlingszwiebel putzen, waschen und in feine Ringe schneiden. Die Champignons waschen, putzen und klein schneiden. Die Zwiebel in Öl andünsten, Champignons sowie gehackte Kräuter hinzufügen und das Ganze mit Jodsalz und Pfeffer würzen.

4 Mehrere Wirsingblätter so aufeinanderlegen, dass sie ein Stück überlappen, und darauf die Zwiebel-Pilz-Mischung verteilen. Je 1 Lammnüsschen auf die Wirsingblätter setzen, diese zu Rouladen zusammenrollen und mit Küchengarn umwickeln.

5 Die Lammnüsschen in eine feuerfeste Form geben, mit etwas Brühe angießen und im vorgeheizten Backofen (180 °C) ungefähr 30 Minuten garen.

6 Die Lammnüsschen im Wirsingmantel in Scheiben aufschneiden und auf Tellern anrichten; bei Bedarf nachwürzen.

Ersetzen Sie den Wirsing nach Geschmack mit Blattmangold, der hohe Mengen an Beta-Karotin enthält. Blanchieren Sie die Mangoldblätter nur eine halbe Minute.

Schweinegeschnetzeltes »Hongkong«

417 kcal/1748 kJ
40 g E
39 g KH
6 g B
11 g F
105 mg Chol

Zutaten für 2 Personen

300 g Schweineschnitzel • 2 TL Maisstärke • 1 Prise Zucker • 1 EL Sojasauce • 1 EL Erdnussöl • 2 Knoblauchzehen • 80 g grüne Paprikaschote • 80 g Karotten • 80 g Brokkoliröschen • 80 g Bambussprossen • 80 g Naturreis • Ingwer • 200 ml Wasser • Pfeffer aus der Mühle

Geben Sie dem Geschnetzelten zuletzt nach Geschmack noch einen Schuss Sesamöl hinzu. Sesamöl nicht mehr erhitzen, es wird sonst bitter.

1 Das Fleisch in feine Streifen schneiden und mit der Stärke, etwas Zucker und 1 Teelöffel Sojasauce vermischen. 1/2 Esslöffel Erdnussöl in einem Wok oder einer beschichteten Pfanne erhitzen und die abgezogenen und gehackten Knoblauchzehen darin goldgelb andünsten.

2 Die Paprikaschote putzen, entkernen und in Ringe schneiden. Die Karotten schälen und in Stifte schneiden. Zusammen mit den Brokkoliröschen in die Pfanne geben und unter ständigem Rühren leicht anbraten.

3 Die in Scheiben geschnittenen Bambussprossen hinzufügen und alles unter Wenden kurz weiterbraten. Das Gemüse herausnehmen und beiseite stellen.

4 In der Zwischenzeit den Reis in Wasser garen.

5 Das Fleisch in die Pfanne geben und so lange braten, bis es fast gar ist. Mit Ingwer würzen.

6 Dann Wasser, Pfeffer und noch etwas Sojasauce verrühren, zum Fleisch geben und umrühren. Das Gemüse hinzufügen, noch einmal aufkochen lassen und sofort mit dem Reis servieren.

Tipp Größere Mengen für mehrere Personen braten Sie am besten portionsweise im Wok an.

Truthahnbrust auf Endiviengemüse

Zutaten für 2 Personen
1 Kopf Endiviensalat • 200 g Egerlinge • 2 Frühlingszwiebeln 300 g Truthahnbrustfilet • Salz, Pfeffer • 100 g Sauerrahm (10 % Fett) • frisch gehackter Rosmarin • etwas Sonnenblumenöl • 20 g geriebener Parmesan • 300 g Kartoffeln 40 ml entrahmte Milch

443 kcal/1850 kJ
49 g E
22 g KH
7 g B
16 g F
117 mg Chol

1 Den Salat waschen und in feine Streifen schneiden. Die Egerlinge gut putzen und in Scheiben schneiden. Die Frühlingszwiebeln fein würfeln.

2 Das Truthahnbrustfilet in 2 Zentimeter dicke Scheiben schneiden und mit Pfeffer würzen.

3 Die Endivienstreifen und die Egerlingscheiben in einem Topf in wenig Wasser kurz dünsten. Dann mit dem Sauerrahm verfeinern und mit Salz, Pfeffer und Rosmarin abschmecken. Warm stellen.

4 Die Frühlingszwiebeln in Öl andünsten. Das Fleisch dazugeben und von allen Seiten anbraten.

5 Das Fleisch in eine Auflaufform geben, mit dem Parmesan bestreuen und im Ofen bei 200 °C so lange überbacken, bis der Käse zerlaufen und goldbraun geworden ist.

6 Die Kartoffeln sehr weich kochen, schälen und mit dem Stampfer zu einem Kartoffelbrei bereiten, die Milch in kleinen Portionen zugießen.

7 Den Kartoffelbrei auf zwei Tellern anrichten, Gemüse darüber geben und mit den Truthahnbruststreifen garnieren.

Pilze nur waschen, wenn es unbedingt nötig ist, stattdessen gut putzen und nötigenfalls mit Küchenpapier abreiben.

INFO Pilze sind eine vitamin- und mineralstoffreiche Nahrung, mit wenig Eiweiß und wenig Fett, aber vielen Ballaststoffen. Etwa 200 Gramm Pilze sollte man pro Woche zu sich nehmen.

Steaks mit Paprikasauce

557 kcal/2333 kJ
49 g E
32 g KH
8 g B
25 g F
137 mg Chol

Zutaten für 2 Personen

2 Rumpsteaks (je 150 g) • Pfeffer aus der Mühle
1 TL Margarine • je 1 rote und gelbe Paprikaschote
1 Knoblauchzehe • etwas Gemüsebrühe • Jodsalz
1/2 TL eingelegter grüner Pfeffer • 2 EL Sahne • 400 g Kartoffeln • 1 EL frisch gehackte Kräuter (Petersilie, Kerbel)

Vertragen Sie Paprika nicht gut, dann häuten Sie die Schoten, indem Sie sie unter den Grill legen, bis die Haut Blasen wirft. Sie lässt sich dann leicht abziehen.

1 Die Rumpsteaks kräftig mit frisch gemahlenem Pfeffer würzen und in erhitzter Margarine auf beiden Seiten ca. 8 Minuten braten.

2 Für die Sauce die Paprikaschoten waschen, halbieren, putzen und in feine Streifen schneiden. Den Knoblauch abziehen und fein hacken. In der Gemüsebrühe die Paprikastreifen andünsten. Knoblauch hinzufügen und alles bei milder Hitze ca. 10 Minuten garen. Das Gemüse mit Jodsalz und den eingelegten Pfefferkörnern abschmecken; mit Sahne verfeinern und warm stellen.

3 Die Kartoffeln abbürsten und im Dampfdruckkochtopf garen. Anschließend nach Belieben pellen.

4 Die Rumpsteaks auf Tellern anrichten und mit der Paprikasauce übergießen. Mit den frisch gehackten Kräutern bestreuen. Dazu die Pellkartoffeln reichen.

INFO Besonders die roten Paprikaschoten enthalten viel Vitamin E, ein Antioxidans, das wichtig für den Arterienschutz ist (siehe Seite 64f.). Paprika liefern außerdem eine Menge Vitamin C, das bekanntlich unser Immunsystem stärkt. Da dieses Vitamin extrem empfindlich auf Hitze reagiert, sollten Sie auf besonders schonende Garmethoden achten.

Zucchinipuffer mit Currysauce

Zutaten für 2 Personen

250 g Zucchini • 1 EL Rosinen • 1 Schalotte • 1 EL Olivenöl 250 g Rinderhack • 1 TL Worcestersauce • Jodsalz, Pfeffer aus der Mühle • 1 Becher Sauerrahm (10 % Fett) Currypulver • 1 Prise Zucker

483 kcal/2033 kJ
30 g E
15 g KH
2 g B
34 g F
110 mg Chol

1 Die Zucchini waschen, nicht schälen, und 12 dünne Scheiben abschneiden. Den Rest der Zucchini zusammen mit der Schale grob raspeln. Die Rosinen fein hacken.

2 Die Schalotte abziehen, in ganz feine Würfel schneiden und zusammen mit den Zucchinischeiben in 1/2 Teelöffel Öl kurz andünsten.

3 Das Hackfleisch mit der fein gehackten Schalotte, den Zucchiniraspeln und den Rosinen mischen. Das Ganze mit Worcestersauce, Salz und Pfeffer würzen.

4 Aus der Hackfleischmasse etwa 1 Zentimeter dicke Puffer formen und in einer beschichteten Pfanne mit dem restlichen Öl auf jeder Seite ca. 7 Minuten braten.

5 Den Sauerrahm mit Currypulver, Salz, Pfeffer und Zucker zu einer Sauce verrühren. Die gedünsteten Zucchinischeiben darunter mischen.

6 Die Zucchinipuffer auf einem Teller anrichten, mit der Currysauce übergießen.
Als Beilage Reis, Kartoffelbrei oder Baguette reichen.

Zucchini ist ebenso wie sein Verwandter, der Gemüsekürbis, ideal zum Entschlacken, außerdem reich an Karotinoiden und Magnesium.

Tipp Currypulver können Sie auch selbst herstellen. Mischen Sie je 1 Teelöffel gemahlene Senfkörner, Bockshornklee, Gelbwurz (Kurkuma), Kreuzkümmel (Kumin), 1/2 Teelöffel Safranfäden, 1/4 Teelöffel Ingwerpulver und 1 Messerspitze Gewürznelken.

Sommerreigen mit Roastbeef

219 kcal/918 kJ
14 g E
22 g KH
3 g B
7 g F
49 mg Chol

Zutaten für 2 Personen

1 kleiner Kopfsalat • 80 g Radicchio • 80 g Frühlingszwiebeln
2 Scheiben Ananas • 50 g Mandarinen aus der Dose
100 g Roastbeef
Sauce: 2 EL Sahne • 1 EL Joghurt (1,5 % Fett) • 1 TL mittelscharfer Senf • 1 TL Honig • 2 EL Obstessig • etwas Zitronensaft • Jodsalz, Pfeffer • Estragon

Kopfsalat ist ein typisch europäisches Heimatgewächs, das das ganze Jahr über erhältlich ist. Vom Eisbergsalat über den Bataviasalat bis zum Eissalat, ob rot-, grün- oder grünweißblättrig – Salat ist der ideale Begleiter einer cholesterinarmen Ernährung.

1 Die Salate waschen, gut abtropfen lassen und in mundgerechte Stücke zerpflücken.

2 Die Frühlingszwiebeln putzen und in feine Scheiben schneiden.

3 Die Ananas in mittelgroße Würfel schneiden. Die Mandarinen gut abtropfen lassen.

4 Das Roastbeef ebenfalls dünn aufschneiden.

5 Alle Zutaten miteinander vermischen.

6 Für die Sauce die Sahne mit dem Joghurt, dem Senf, dem Honig, dem Obstessig und dem Zitronensaft glatt rühren. Mit Salz und Pfeffer pikant abschmecken.

7 Dann den gewaschenen und fein geschnittenen Estragon unter das Dressing ziehen.

8 Die Sauce mit den frisch gehackten Kräutern auf dem Salat verteilen und servieren.

INFO Fleisch ist in den letzten Jahren völlig zu Unrecht als angeblich gesundheitsbelastendes Lebensmittel vom Speiseplan verbannt worden. Dabei liefert es dem Körper wichtige Mineral- und Nährstoffe, die für Vitalität und Wohlbefinden unerlässlich sind. Sie sollten allerdings magere Fleischsorten bevorzugen und auf eine fettarme Zubereitung achten. Auch sollten Sie beim Einkauf auf frische Qualitätserzeugnisse setzen.

Hähnchenbrust mit Fenchelsalat

Zutaten für 2 Personen
150 g Hähnchenbrust • 1 TL Sonnenblumenöl • 1 Fenchelknolle • 200 g blaue und weiße Trauben • 1 EL Walnüsse
2 EL Kräuteressig • 1 EL Olivenöl • Jodsalz, Pfeffer
Marinade: 1 TL Körnersenf • 1 TL Meerrettich • 1 EL Weißwein
1 EL Kräuteressig • 1 EL Olivenöl

329 kcal/1377 kJ
21 g E
18 g KH
4 g B
18 g F
50 mg Chol

1 Die Hähnchenbrust in erhitztem Sonnenblumenöl auf beiden Seiten gut anbraten.
2 Den Fenchel waschen und fein hobeln. Die Trauben halbieren, entkernen und mit dem Fenchel vermischen.
3 Die gehackten Walnüsse darüber streuen und mit Essig, Olivenöl, Salz und Pfeffer würzen.
4 Den Fenchel-Trauben-Salat auf einem Teller schön anrichten.
5 Für die Marinade Senf, Meerrettich, Weißwein, Kräuteressig und Olivenöl miteinander vermischen. Mit Pfeffer würzen.
6 Die Hähnchenbrust in Scheiben schneiden, zum Salat auf den Teller geben und mit der Marinade übergießen.

Fenchel wurde schon von den alten Römern geschätzt. Er senkt nicht nur den Cholesterinspiegel, sondern er wirkt auch entgiftend und entwässernd.

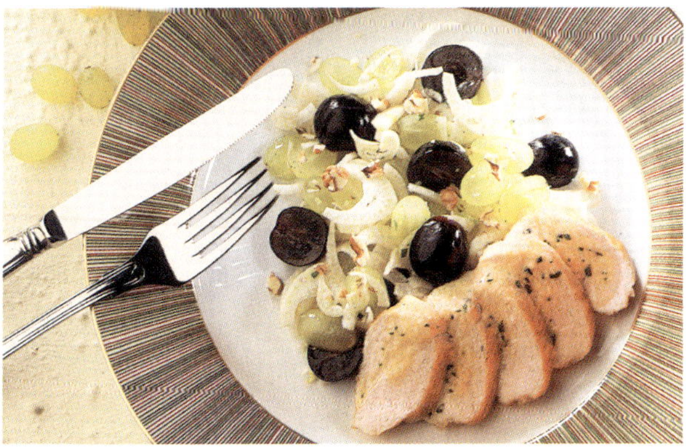

Fenchel und Trauben – nicht nur als Salat eine spannende Kombination.

Gekochte Lammschulter mit Wirsing

567 kcal/2364 kJ
53 g E
10 g KH
8 g B
35 g F
168 mg Chol

Zutaten für 2 Personen

500 g Lammschulter • Jodsalz, Pfeffer • 1 Zwiebel • 2 Knoblauchzehen • 1 Bund Suppengrün • je 1 Zweig Rosmarin und Thymian • 400 g Wirsing • 3/4 l Wasser • 1 EL gehackte Petersilie

Ersetzen Sie den Wirsing durch den mineralstoffreichen Grünkohl. Die klein geschnittenen Grünkohlblätter müssen Sie jedoch länger kochen. Der Aufwand lohnt sich: Grünkohl enthält von allen Gemüsen das meiste Vitamin C.

1 Das Fleisch waschen und mit wenig Salz und Pfeffer würzen. Dann in einen großen Suppentopf geben.

2 Die Zwiebel und die Knoblauchzehen abziehen und fein hacken. Zusammen mit dem geputzten und gewaschenen Suppengrün und den gewaschenen ganzen Kräuterzweigen zum Fleisch in den Topf geben.

3 Nochmals etwas mit Salz und Pfeffer würzen und mit dem Wasser übergießen, so dass das Fleisch bedeckt ist.

4 Die Suppe zum Kochen bringen und bei mittlerer Hitze 1 Stunde kochen.

5 Den Wirsing putzen und in Würfel schneiden. Das Fleisch aus dem Topf nehmen, das Suppengrün durch ein Sieb passieren und erneut erhitzen. Den Wirsing und das Fleisch wieder in die Brühe geben und bei mittlerer Hitze weitere 20 Minuten garen lassen.

6 Das Fleisch in Scheiben schneiden und auf dem Wirsing anrichten. Mit Petersilie bestreut servieren.

INFO Lammfleisch ist gesundheitlich absolut unbedenklich und wenig umweltbelastet. Es versorgt den Körper mit dem Spurenelement Eisen, das u. a. für die Zusammensetzung des Bluts und für unser Immunsystem wichtig ist.

Putensteak auf Löwenzahnsalat

Zutaten für 2 Personen
2 Putensteaks (je 80 g) • Jodsalz, Pfeffer • 1 TL Thymian
2 TL Sonnenblumenöl • 25 g Schwarzwälder Schinken
1 Zwiebel • 200 g Löwenzahn • 200 g Kirschtomaten
150 g frische Champignons • frisch gehackte Petersilie
3 EL Sherryessig

243 kcal/1018 kJ
28 g E
14 g KH
6 g B
8 g F
57 mg Chol

1 Die Putensteaks leicht klopfen und auf beiden Seiten mit Salz, Pfeffer und Thymian einreiben. In einen tiefen Teller legen und 1 Teelöffel Sonnenblumenöl darüber verteilen. Im Kühlschrank zugedeckt 1 Stunde marinieren lassen.

2 Den Schinken in kleine Würfel schneiden und die Zwiebel fein hacken.

3 Die Löwenzahnblätter waschen, die Kirschtomaten halbieren und die geputzten Champignons blättrig schneiden.

4 Die Putensteaks in je 4 kleinere Teile schneiden. Das restliche Öl erhitzen und die Steaks zusammen mit den Zwiebeln, dem Schinken und den Champignons etwa 6 Minuten unter gelegentlichem Wenden braten. Zuletzt die gehackte Petersilie untermischen und lauwarm abkühlen lassen. Anschließend unter Rühren mit dem Sherryessig ablöschen.

5 Den Löwenzahn auf Tellern verteilen und die lauwarmen Putenschnitzel darauf anrichten.

6 Bei Bedarf 1 bis 2 Esslöffel Essig mit Salz und 1 Prise Zucker verrühren und den Löwenzahnsalat damit beträufeln.

Löwenzahn, auch Augentrost, Kettenblume, Pfaffenröhrlein und im Herbst Pusteblume genannt, muss vor der Blütezeit im Mai/Juni gesammelt und gegessen werden.

INFO Putenfleisch ist besonders fettarm und lässt sich deswegen ideal in eine gesundheitsbewusste Ernährung integrieren.

Lachs mit Basilikumsauce

425 kcal/1776 kJ
29 g E
31 g KH
3 g B
19 g F
57 mg Chol

Zutaten für 2 Personen

250 g Lachsfilet • 1 EL Sonnenblumenöl • Jodsalz, Pfeffer etwas Zitronensaft • 1 Schalotte • 1 Knoblauchzehe 30 g Basilikumblätter • 2 EL trockener Weißwein 2 EL Sahne • 80 g Nudeln (ohne Ei)

1 Die Lachsfilets quer zur Faser schräg in etwa 3 Zentimeter dicke Scheiben schneiden.

2 Das Öl in einer Bratpfanne auf eine hohe Temperatur erhitzen und die Fischstücke salzen, pfeffern und mit etwas Zitronensaft beträufeln; auf jeder Seite ca. 3 Minuten sautieren. Die Fischscheiben herausnehmen und warm stellen.

3 Die in dünne Scheiben geschnittene Schalotte und die fein gehackte Knoblauchzehe in die Pfanne geben und unter ständigem Wenden 30 Sekunden andünsten.

4 Die Hälfte der frischen Basilikumblätter und den Wein hinzufügen und die Mischung knapp 1 Minute bei geringer Hitze kochen lassen.

5 Dann die Sahne, etwas Salz und Pfeffer zugeben und unter Rühren weitere 2 Minuten kochen lassen; die Sauce sollte leicht eindicken.

6 Den Fisch auf einem Teller anrichten, mit der Basilikumsauce übergießen und mit den restlichen frischen Basilikumblättern garnieren.

7 Die Nudeln »al dente« kochen und zum Fisch reichen.

Frischen Fisch sollten Sie mindestens zweimal pro Woche auf Ihrem Teller haben. Alle Magerfische wie Seelachs, Kabeljau, Rotbarsch, Scholle, und Forelle sind für eine cholesterinreduzierte Ernährung geeignet.

INFO Frischer Lachs enthält große Mengen an Fluor. Dieses Spurenelement ist unerlässlich für die Stabilität von Knochen und Zähnen. Eine besonders wichtige Rolle spielt Fluor bei der Kariesprophylaxe.

Zitronenfischfilets auf Blattspinat

Zutaten für 2 Personen

2 Fischfilets (je 160 g, z. B. Scholle, Rotbarsch oder Forelle)
Pfeffer • 2 Frühlingszwiebeln • 1 TL Sonnenblumenöl
400 g blanchierter Blattspinat • Jodsalz • Muskatpulver
400 g Kartoffeln • 1 TL Sesam • 1 TL Margarine • Schale und Saft von 1 unbehandelten Zitrone • 4 EL Apfelsaft • Schnittlauch • Dill • Zitronenmelisse

396 kcal/1665 kJ
43 g E
32 g KH
10 g B
9 g F
80 mg Chol

1 Die Fischfilets pfeffern und von beiden Seiten braten.

2 1 Frühlingszwiebel fein hacken. Das Sonnenblumenöl erhitzen und die Frühlingszwiebel darin glasig dünsten, den Spinat dazugeben und mit Jodsalz, Pfeffer und Muskatpulver würzen.

3 Die Kartoffeln gut waschen und mit der Schale in Salzwasser garen, anschließend abschrecken und pellen. Sesam in einer Pfanne kurz anrösten und die geschälten Kartoffeln darin wenden.

4 Für die Sauce die zweite Frühlingszwiebel fein hacken und in der Margarine glasig andünsten. Die geraspelte Zitronenschale hinzufügen. Mit Zitronen- und Apfelsaft aufgießen und leicht einkochen lassen. Zum Schluss die fein gehackten Kräuter darüber streuen.

5 Den Blattspinat auf Tellern anrichten, die Fischfilets darauf setzen und mit der Zitronensauce überziehen.
Die Sesamkartoffeln als Beilage zu den Fischfilets reichen.

Spinat enthält nicht nur Eisen, sondern jede Menge weiterer Mineralstoffe, Vitamine und Spurenelemente. Wegen seines Nitratgehalts sollte Spinat nicht aufgewärmt werden.

INFO Durch die Kombination von Spinat und Kartoffeln wird dieses Gericht zu einer wahren Mineralstoffbombe. Beide Gemüse enthalten viel Kalium, das den Wasserhaushalt unseres Körpers reguliert.

Forellen-Gemüse-Pfanne

416 kcal/1742 kJ
45 g E
14 g KH
9 g B
20 g F
127 mg Chol

Zutaten für 2 Personen

1 TL Sonnenblumenöl • 100 g Zwiebeln • 1 gehackte Knoblauchzehe • 200 g Brokkoli • 200 g Champignons
200 g Gemüsepaprika (rot, gelb, grün) • 1/2 Tasse Gemüsebrühe • 300 g Forellenfilets • Saft von 1/2 Zitrone • Pfeffer aus der Mühle • 1 EL Crème fraîche • 2 EL Sahne
2 EL gehackte Kräuter (Dill, Schnittlauch, Petersilie)
1 EL Kürbiskerne

Sie können die Forellenfilets auch durch Meerbarben, Karpfen, Barsch- oder Seezungenfilets ersetzen.

1 Das Öl in einer Pfanne erhitzen und die klein gehackten Zwiebeln und den Knoblauch darin glasig andünsten. Den Brokkoli, die Champignons und die Gemüsepaprika klein schneiden. In die Pfanne geben und kurz andünsten. Mit Brühe ablöschen und alles 3 bis 4 Minuten garen.

2 Die Forellenfilets in mundgerechte Stücke schneiden, mit Zitronensaft beträufeln und mit Pfeffer würzen. Den Fisch auf das gedünstete Gemüse legen, abdecken und ca. 5 Minuten garen.

3 Die Crème fraîche, die Sahne und die Kräuter miteinander verrühren und gleichmäßig über den Fischstücken verteilen. Kurze Zeit ziehen lassen. Mit Pfeffer würzen und mit den gehackten Kürbiskernen und etwas Dill bestreuen.

Als Beilage Pellkartoffeln reichen.

Tipp Ob der Fisch schon gar ist, können Sie ganz leicht feststellen: Stechen Sie mit einer Messerspitze vorsichtig in das Filet, ziehen Sie das Messer sofort wieder heraus, und halten Sie es sich an die Lippen. Wenn sich die Messerspitze warm, jedoch noch nicht heiß anfühlt, ist der Fisch gerade fertig.

Seezungenfilet mit Frühlingslauch

Zutaten für 2 Personen

300 g Seezungenfilets • Jodsalz, weißer Pfeffer • 1 EL Olivenöl • 300 g Frühlingslauch • 2 EL gehackte Walnüsse 50 g Joghurt (1,5 %) • 1 EL fein gehackte Petersilie

265 kcal/1111 kJ
34 g E
6 g KH
2 g B
12 g F
1 mg Chol

1 Die Seezungenfilets mit Jodsalz und Pfeffer würzen. Mit Olivenöl bestreichen.

2 Den Frühlingslauch putzen, waschen und in ca. 4 Zentimeter große Stücke schneiden. Das Gemüse in ein Dämpfsieb legen und über Wasser ca. 5 Minuten garen.

3 Die Fischfilets darauf legen, mit Walnüssen bestreuen und 5 Minuten mitdämpfen.

4 Die Seezungenfilets mit dem Frühlingslauch dekorativ auf Tellern anrichten.

5 Von der Dämpfflüssigkeit ca. 6 Esslöffel mit Joghurt und der fein gehackten Petersilie mischen. Die Sauce mit Jodsalz und Pfeffer abschmecken und relativ sparsam über dem Fisch verteilen.

Als Beilage eignen sich Salzkartoffeln.

Behutsames Dampfgaren hilft, die Nährstoffe in Fisch und Gemüse zu erhalten. Zu langes Garen bei großer Hitze zerstört die Vitamine.

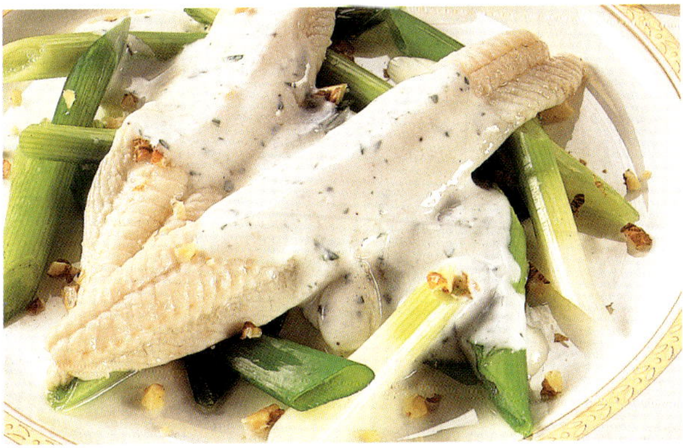

Seezungenfilets lassen sich auch sehr gut mit Paprikaschoten kombinieren.

Kabeljaufilet mit Bananencurry

575 kcal/2405 kJ
37 g E
65 g KH
5 g B
18 g F
100 mg Chol

Zutaten für 2 Personen
80 g Vollkornreis • 300 g Kabeljaufilet • etwas Essig Jodsalz, Pfeffer • 2 EL Sonnenblumenöl • 2 Bananen 2 Chicorée • 1 EL Crème fraîche • 1/2 TL Honig Currypulver • Zitronensaft

Frischen Fisch erkennt man an seiner festen, leicht schleimigen Haut, festem Fleisch und noch glänzenden Augen.

1 Den Vollkornreis in reichlich Wasser gar kochen, gut abtropfen lassen und warm stellen.

2 Unterdessen die Kabeljaufilets mit etwas Essig beträufeln, mit Salz und Pfeffer würzen und zugedeckt eine Weile ziehen lassen, danach trockentupfen.

3 Das Öl in einer beschichteten Pfanne erhitzen und den Fisch darin anbraten.

4 Die Bananen schälen, in Scheiben schneiden und am Rand der Pfanne mit anbraten.

5 Den Chicorée putzen – dabei den kleinen Keil am Staudenende entfernen –, waschen und ebenfalls am Rand der Pfanne mit erwärmen.

6 Den Fisch, die Bananenscheiben und das Chicoréegemüse herausnehmen.

7 Crème fraîche, Honig, Currypulver und Zitronensaft zu einer Sauce verrühren, kurz in der Pfanne erhitzen und über den warmen Fisch gießen.

8 Den Reis zusammen mit dem Fischragout anrichten und servieren.

Tipp Fisch enthält nur wenig gesättigte Fettsäuren, dafür aber wichtige Omega-3-Fettsäuren, denen eine große Schutzwirkung gegen Arteriosklerose nachgewiesen wurde und die den Cholesterinspiegel nicht negativ beeinflussen. Außerdem ist Fisch reich an den Vitaminen A und D sowie an Jod und Selen.

Gegrillte Seelachsfilets mit Reis

Zutaten für 2 Personen
300 g Seelachsfilet
Marinade: 1 EL Olivenöl • 1/8 l trockener Weißwein • 1 Lorbeerblatt • 1 Knoblauchzehe • 1 EL frisch gehackte Petersilie
Jodsalz • 1 TL grüne Pfefferkörner • 1 EL Zitronensaft
Sauce: 1 Knoblauchzehe • 1 TL Olivenöl • 100 g Sardellenfilets
1 TL getrockneter Oregano • 1 rote Pfefferschote • 1 EL Zitronensaft • Jodsalz • 1 EL frisch gehackte Petersilie
je 100 g Brokkoliröschen und Blumenkohlröschen
etwas Gemüsebrühe • 80 g Reis • 1 EL frische Kräuter

525 kcal/2201 kJ
49 g E
38 g KH
4 g B
14 g F
137 mg Chol

1 Die Fischfilets waschen.
2 Aus allen Marinadezutaten eine Sauce erstellen und die Fischfilets darin ca. 1 Stunde ziehen lassen.
3 Den gehackten Knoblauch in Olivenöl andünsten, die zerkleinerten Sardellenfilets, Oregano und die entkernte, zerkleinerte Pfefferschote zufügen. 2 bis 3 Minuten dünsten. Mit Zitronensaft und Jodsalz abschmecken und mit Petersilie bestreuen.
4 Die Filets aus der Marinade nehmen und ca. 10 Minuten im Backofen grillen. Zwischendurch wenden und mehrmals mit der Marinade bestreichen.
5 Das Gemüse in wenig Gemüsebrühe vorsichtig blanchieren, den gekochten Reis beimengen. Anschließend mit Jodsalz und frisch gehackten Kräutern nach Belieben abschmecken.
6 Die gegrillten Seelachsfilets mit der Sauce überziehen. Dazu den Gemüsereis reichen.

Eine alternative Marinade für Seelachsfilets: Bestreuen Sie das Filet mit 1 Zehe gehacktem Knoblauch und 2 Teelöffeln Rosmarin. Begießen Sie es mit trockenem Weißwein, und lassen Sie es ca. 30 Minuten zugedeckt im Kühlschrank ziehen.

Tipp Fisch sollte am Tag des Einkaufs verwendet werden, da er schnell verdirbt. Säubern Sie Fisch unter fließendem Wasser, säuern Sie ihn, und salzen Sie wenig.

Seelachsfilet auf Spinatbett

312 kcal/1313 kJ
39 g E
26 g KH
8 g B
4 g F
128 mg Chol

Mangold ist eine delikate Variante seines Verwandten, des Spinats: Sein Blattgrün müssen Sie etwas länger blanchieren. Seine dicken, hellen Stiele können Sie wie Spargel zubereiten.

Zutaten für 2 Personen

2 Seelachsfilets à 150 g • Worcestersauce • Zitronensaft Jodsalz, Pfeffer aus der Mühle • 300 g Spinat • 1/4 l Gemüsebrühe • 1 Prise Muskat • 400 g Kartoffeln

1 Die Seelachsfilets waschen, trockentupfen, mit Worcestersauce und Zitronensaft beträufeln, mit Jodsalz und Pfeffer würzen und im Kühlschrank 10 bis 15 Minuten ziehen lassen.

2 Den Spinat verlesen, waschen und gut abtropfen lassen. Die Gemüsebrühe erhitzen und den Spinat darin blanchieren, herausnehmen, gut abtropfen lassen und in einer leicht geölten Auflaufform verteilen. Mit Jodsalz, Pfeffer und Muskat würzen.

3 Die Seelachsfilets auf den Spinat legen und im vorgeheizten Backofen bei 180 bis 200 °C ca. 15 bis 18 Minuten garen.

4 In der Zwischenzeit die Kartoffeln gut bürsten und im Dampfdruckkochtopf garen. Kurz abschrecken und pellen.

5 Die Seelachsfilets zusammen mit dem Spinat auf Tellern anrichten. Als Beilage die Pellkartoffeln reichen.

Thunfisch mit Oliven

706 kcal/2952 kJ
61 g E
16 g KH
5 g B
43 g F
152 mg Chol

Zutaten für 2 Personen

500 g Thunfischsteaks • Jodsalz • Olivenöl • 1 kleine Zwiebel • 2 eingelegte Sardellenfilets • 2 EL Kapern 12 entkernte schwarze Oliven • 1 Knoblauchzehe trockener Weißwein • 200 g passierte Tomaten 1 Bund fein gehackte Petersilie

1 Die Thunfischsteaks waschen, trockentupfen und sparsam salzen. In erhitztem Öl auf beiden Seiten anbraten, nicht jedoch durchbraten. Fisch beiseite stellen.

2 In derselben Pfanne die abgezogene und gehackte Zwiebel sowie die gehackten Sardellen in Öl andünsten. Kapern und Oliven hacken und hinzufügen. Den Knoblauch dazupressen und ebenfalls kurz dünsten.

3 Mit 1 Schuss Weißwein ablöschen, etwas einkochen lassen, Tomaten und Petersilie hinzufügen.

4 Die Fischsteaks in die Sauce legen und 10 Minuten bei geringer Hitze kochen lassen.

Überbackener Fisch mit Brokkoli

Zutaten für 2 Personen

1 TL Butter oder Margarine zum Ausfetten • 300 g Rotbarschfilets • Zitronensaft • Jodsalz • 300 g Brokkoli 1/2 Becher Sauerrahm (10 % Fett) • 50 g Emmentaler geriebene Muskatnuss • 1 EL gehackte Petersilie

395 kcal/1655 kJ
44 g E
6 g KH
3 g B
21 g F
122 mg Chol

1 Eine Gratinschüssel fetten und mit den Fischfilets auslegen. Filets mit Zitronensaft beträufeln und salzen.

2 Den Brokkoli gründlich waschen, putzen und in kleine Röschen zerteilen. Den Stängel in kleine Stücke schneiden. Das Gemüse über den Fisch schichten.

3 Den Sauerrahm mit Käse, etwas Jodsalz, Muskatnuss und Petersilie verrühren und über den Fisch gießen.

4 Das Gratin im Ofen bei 200 °C ungefähr 15 Minuten goldbraun überkrusten.

5 Dazu einen bunten Rohkostsalat und Baguette reichen.

Ersetzen Sie den Brokkoli durch einen kleinen Kopf Blumenkohl, dessen Röschen Sie in heißer Gemüsebrühe bissfest gegart haben.

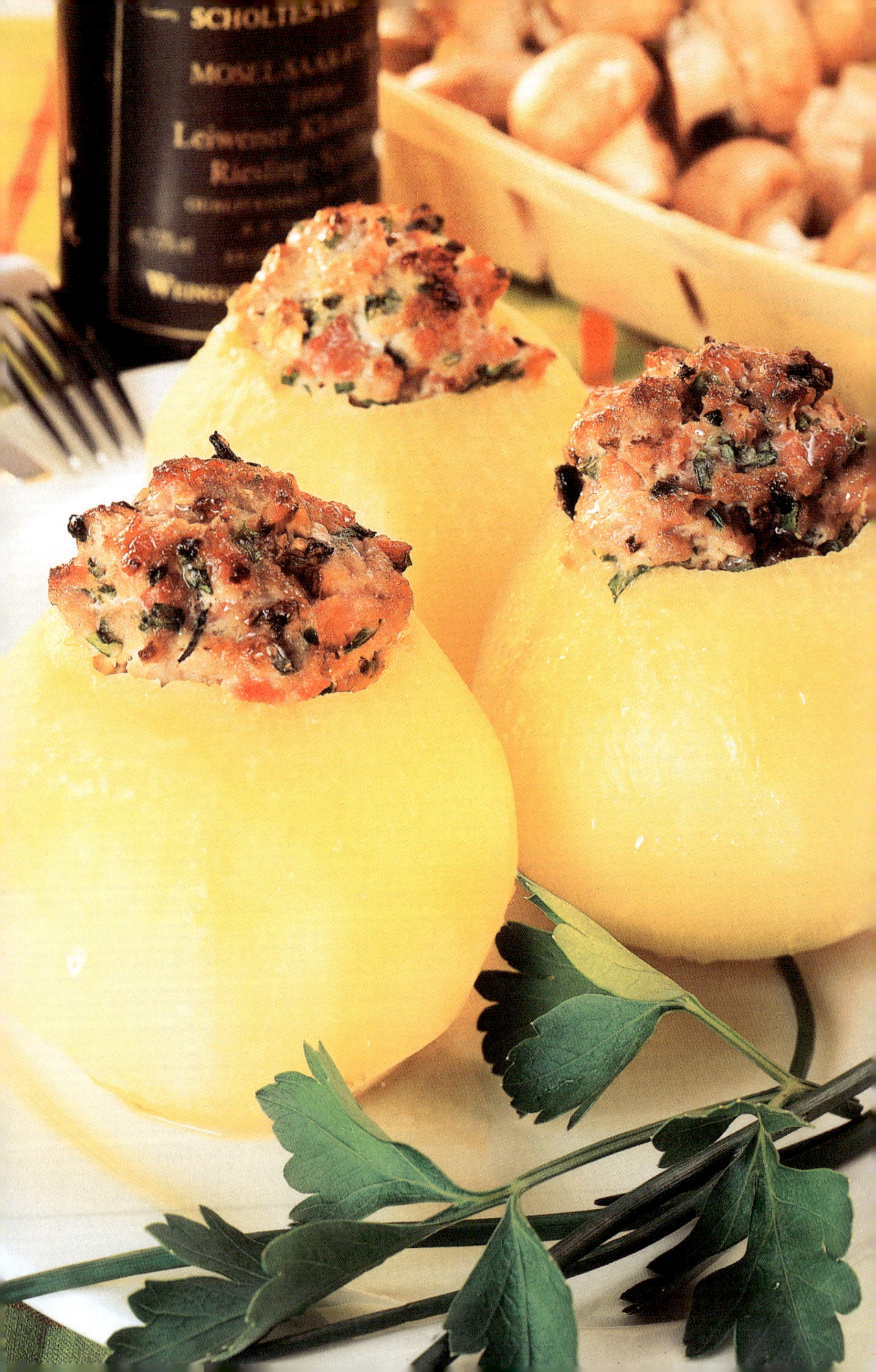

Vegetarische Hauptgerichte

Zu einer gehaltvollen und wohlschmeckenden Mahlzeit muss nicht immer Fleisch oder Fisch gehören. Im Gegenteil: Da die meisten Fleischsorten eine Menge Cholesterin enthalten, sollten Sie möglichst häufig einen fleischlosen Tag in Ihren Speiseplan einbauen. Wenn Sie die Rezeptideen auf den folgenden Seiten ausprobiert haben, werden Sie sehen, wie abwechslungsreich und köstlich Gerichte ohne Fleisch sein können.

Stangenspargel Florentiner Art

Zutaten für 2 Personen

800 g Stangenspargel • Jodsalz • 1 TL Zucker • Tiefkühlspinat (ca. 400 g) • 4 EL Sahne • Pfeffer • Muskatpulver 2 EL geriebener Tilsiter

1 Den Spargel vom Kopf her sparsam schälen, dabei die holzigen Enden abschneiden.

2 Salz, Zucker und Wasser in einem großen Topf aufkochen lassen und den Spargel zugeben; etwa 25 Minuten bei mittlerer Hitze garen lassen.

3 Den aufgetauten Spinat mit Sahne verfeinern und mit Salz, Pfeffer und Muskat würzen.

4 Den Spargel auf einer vorgewärmten Platte anrichten und den Spinat darüber geben.

5 Den geriebenen Tilsiter gleichmäßig darüber verteilen und den Spargel im Grill oder im vorgeheizten Backofen kurz gratinieren lassen.

226 kcal/953 kJ
15 g E
8 g KH
9 g B
14 g F
41 mg Chol

Spargel ist reich an Vitamin C und Vitamin E, er entwässert und entsäuert den Körper und hilft beim Abspecken.

Überbackene Zucchinischiffchen

411 kcal/1728 kJ
25 g E
26 g KH
6 g B
23 g F
82 mg Chol

Zutaten für 2 Personen

50 g Grünkernschrot • 1 Tasse Gemüsebrühe • 2 mittelgroße Zucchini • Thymian, Estragon, Majoran • 4 dünne Scheiben gekochter, magerer Schinken (ca. 80 g) • 50 g geriebener Emmentaler • 2 Tomaten • 1 Becher saure Sahne (10 % Fett) Jodsalz, Pfeffer

Zucchini enthalten viel Wasser, sind also gut zum Entschlacken. Sie sollten mit etwas Fett zubereitet werden, damit sie ihre Wirkstoffe und ihren Geschmack entfalten können.

1 Das Grünkernschrot zusammen mit der Gemüsebrühe in einen Topf geben, kurz aufkochen lassen und anschließend ca. 15 Minuten quellen lassen; den Herd dabei abschalten.

2 Die Zucchini waschen, längs halbieren und mit wenig Brühe in einem Topf ca. 5 Minuten bissfest dünsten. Anschließend das Fruchtfleisch mit einem scharfen Löffel herauslösen.

3 Das Grünkernschrot mit dem Zucchinifruchtfleisch und Kräutern vermischen. Auf jede Zucchinihälfte 1 Scheibe Schinken legen, dann die Getreidefüllung darüber verteilen und leicht andrücken.

4 Die Zucchinihälften mit Emmentaler bestreuen und im Backofen bei 200 °C ca. 15 Minuten überbacken.

5 Für die Sauce die Tomaten kreuzweise einschneiden, mit etwas heißem Wasser überbrühen und anschließend die Haut abziehen. Mit einem Pürierstab pürieren, mit dem Sauerrahm verrühren und in einem kleinen Topf erhitzen. Mit Thymian, Estragon und Majoran würzen und mit etwas Jodsalz und Pfeffer abschmecken.

6 Die überbackenen Zucchinihälften auf Tellern anrichten, dazu die Tomatensauce reichen. Als Beilage passt dazu Baguette.

Spinat-Spargel-Lasagne

Zutaten für 2 Personen
250 g Lasagneblätter aus Hartweizengrieß (ohne Ei)
250 g Blattspinat • 800 g Spargel • etwas Butter • 1 Becher Joghurt (1,5 % Fett) • 4 EL Sauerrahm • beliebige Kräuter (Dill, Petersilie, Schnittlauch, Basilikum) • 80 g Paprikaschotenwürfel • Jodsalz, Pfeffer aus der Mühle • 1 EL Sonnenblumenöl • 2 Tomaten • 60 g Allgäuer Emmentaler

798 kcal/3351 kJ
38 g E
105 g KH
16 g B
24 g F
49 mg Chol

1 Die Lasagneblätter in reichlich kochendem Salzwasser bissfest garen.
2 Den Blattspinat waschen, putzen und kurz in heißem Wasser blanchieren. Den Spargel schälen, die Enden abschneiden und die Stangen in reichlich kochendem Salzwasser mit wenig Butter bissfest garen.
3 Joghurt, Sauerrahm, Kräuter und Paprikaschotenwürfel miteinander vermengen und mit Jodsalz und Pfeffer würzen.
4 Eine Auflaufform mit Sonnenblumenöl ausfetten und mit einer Lage Lasagneblätter auslegen. Mit der Joghurt-Sauerrahm-Sauce bestreichen, den Spinat und zum Abschluss eine Lage Spargel darauf legen. Dann wieder die Lasagneblätter darüber schichten, mit der Sauce bestreichen, mit Spinat und Spargel belegen und so fortfahren. Zum Schluss geschälte und entkernte Tomatenwürfel darauf legen und das Ganze mit geriebenem Emmentaler bestreuen.
5 Im Ofen bei 180 °C ca. 25 Minuten garen, bis der Käse gebräunt ist.

Trinken Sie zum Spargel keinen Rotwein. Dieser macht das im Spargel enthaltene Vitamin B1 unbrauchbar.

INFO Spargel ist reich an bioaktiven Substanzen und wirkt blutdrucksenkend. Deshalb sollte er in der Spargelzeit (April bis Juni) regelmäßig gegessen werden.

Eintopf »Sommernachtstraum«

261 kcal/1095 kJ
12 g E
31 g KH
12 g B
9 g F
0 mg Chol

Zutaten für 2 Personen

2 Knoblauchzehen • 2 Paprikaschoten (rot, gelb) • 1 Kohlrabi 200 g neue Kartoffeln • 120 g junge Bohnen • 120 g Champignons • 1 Zucchini • 1/4 l Tomatensaft • 1/4 l Gemüsebrühe Sonnenblumenöl • 1 TL Rosenpaprika • 1/2 TL Curry 1 EL Sonnenblumenkerne • Jodsalz, Pfeffer aus der Mühle 2 EL gehackte Kräuter

1 Die Knoblauchzehen halbieren und eine Auflaufform damit kräftig ausreiben. Die Paprikaschoten waschen, halbieren und die Kerne und Häute herauskratzen.

2 Den Kohlrabi und die Kartoffeln waschen und schälen, die Bohnen, die Champignons und die Zucchini waschen, putzen und in mundgerechte Stücke schneiden.

3 Die Auflaufform mit Tomatensaft und Gemüsebrühe auffüllen, das vorbereitete Gemüse und etwas Öl dazugeben und mit Rosenpaprika und Curry würzen. Die gehackten Sonnenblumenkerne dazugeben und alles kurz verrühren.

4 Mit etwas Jodsalz und Pfeffer aus der Mühle abschmecken. Im Backofen bei einer Temperatur von 180 °C den Gemüseeintopf ca. 50 Minuten garen.

5 Kurz vor dem Servieren die gehackten Kräuter darüber streuen.

INFO William Shakespeare hätte an dieser gesunden kulinarischen Umsetzung seiner Komödie bestimmt helle Freude. Als eine englischere Variante empföhle er unter Umständen, die Zucchini durch fein geschnittenen Weißkohl und die Champignons durch geraspelte Karotten zu ersetzen.

Fenchelgemüse auf italienische Art

Zutaten für 2 Personen

300 g Fenchel • 200 g Tomaten • 2 Knoblauchzehen
10 Basilikumblättchen • 50 g Parmaschinken • 1 TL Olivenöl
4 EL Wasser • Jodsalz, weißer Pfeffer

113 kcal/475 kJ
10 g E
8 g KH
7 g B
5 g F
18 mg Chol

1 Den Fenchel waschen und den Strunk herausschneiden. Dann die Knolle halbieren und in etwa 1 Zentimeter dicke Scheiben schneiden. Die Tomaten kurz überbrühen, häuten, die Stielansätze entfernen und ebenfalls in Scheiben schneiden.

2 Die Knoblauchzehen in feine Scheiben schneiden, das Basilikum waschen und grob hacken.

3 Den Schinken in feine Streifen schneiden und in Olivenöl zusammen mit dem Knoblauch erhitzen. Dann die Tomaten hinzufügen und mit dem Wasser ablöschen. Mit Jodsalz und Pfeffer würzen.

4 Den Fenchel in die Sauce legen und ca. 10 Minuten dünsten.

5 Das Fenchelgemüse auf Tellern anrichten und mit gehacktem Basilikum bestreuen.

Überbackener Fenchel: 2 Scheiben Vollkornknäckebrot über dem Fenchel zerbröseln, 1 Esslöffel Olivenöl darüber geben. 15 Minuten unter dem Grill gratinieren.

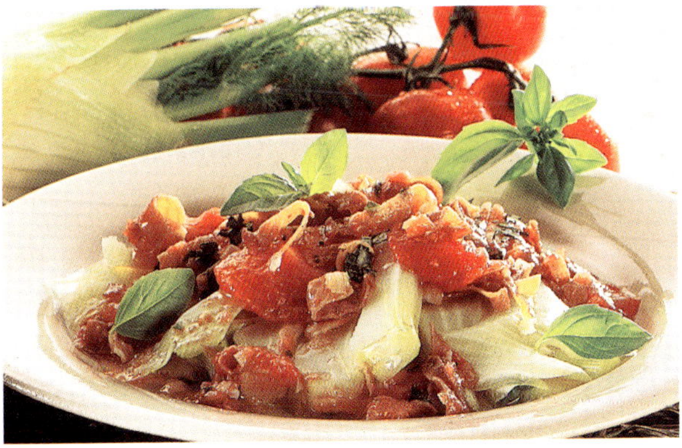

Fenchel all'italiana eignet sich gut als Vorspeise oder als leichtes Zwischengericht.

Gefüllte Paprikaschoten

276 kcal/1158 kJ
15 g E
28 g KH
10 g B
11 g F
23 mg Chol

Paprika sind die Renner unter den fremden Früchten: Ursprünglich stammen sie aus Süd- und Mittelamerika, mittlerweile sind sie zum ungarischen Nationalgemüse avanciert.

Zutaten für 2 Personen

2 Paprikaschoten • 50 g Grünkern • 100 ml Wasser 200 g Zucchini • 1 Stange Lauch • Schnittlauch, Petersilie, Oregano • 1 Knoblauchzehe • 50 g Emmentaler am Stück Jodsalz, Pfeffer aus der Mühle • 1/4 l Gemüsebrühe

1 Die Paprikaschoten waschen, halbieren, entkernen und dann in eine Auflaufform geben.

2 Den Grünkern im Wasser zugedeckt ca. 5 Minuten kochen lassen, dann bei niedrigster Stufe weitere 15 Minuten ausquellen lassen.

3 Das Gemüse und die Kräuter waschen und fein zerkleinern. Die Knoblauchzehe fein hacken. Den Käse in kleine Würfel schneiden. Alles gut miteinander vermischen und mit Jodsalz und Pfeffer abschmecken.

4 Den Grünkern dazugeben und diese Masse in die Paprikaschoten füllen. Die restliche Füllung in die Auflaufform geben und mit Gemüsebrühe angießen.

5 Im Backofen bei 180 °C ca. 30 Minuten garen.

Vollkornnudeln mit Mangold

539 kcal/2253 kJ
25 g E
88 g KH
18 g B
8 g F
8 mg Chol

Zutaten für 2 Personen

1 Zwiebel • 1 TL Olivenöl • 300 g Mangold • Jodsalz, Pfeffer Muskatpulver • Paprikapulver • 250 g Vollkornnudeln 2 Becher fettarmer Joghurt

1 Die Zwiebel abziehen, fein würfeln und in einer Pfanne in dem Olivenöl zugedeckt etwa 5 Minuten dünsten, bis sie goldgelb ist.

2 Den Mangold waschen und in Streifen schneiden; mit in die Pfanne geben und bei milder Hitze ca. 10 Minuten zugedeckt dünsten – dabei gelegentlich umrühren. Zum Schluss mit Jodsalz, Pfeffer und Muskatpulver abschmecken.

3 Die Nudeln in Salzwasser kochen, abtropfen lassen und mit dem Mangold vermischen.

4 Den fettarmen Joghurt mit Salz, Pfeffer und Paprikapulver würzen und anschließend die Joghurtsauce unterrühren und servieren.

Sollten Sie keine Vollkornnudeln haben, weichen Sie auf italienische Pasta aus. Sie ist meist aus Hartweizen und ohne Eier hergestellt.

Gefüllter Kohlrabi

Zutaten für 2 Personen

4 junge Kohlrabi • 150 g Kalbsbrät • 50 g gekochter Schinken
80 g Champignons • 1 kleines Bund Schnittlauch • Petersilie
3 EL Sahne • 1 TL mittelscharfer Senf • 1 TL süßer Senf
Jodsalz, weißer Pfeffer • 1 TL Rapsöl • 1 Tasse Brühe

310 kcal/1300 kJ
27 g E
10 g KH
5 g B
18 g F
87 mg Chol

1 Die Kohlrabi schälen und mit einem kleinen Löffel vorsichtig aushöhlen.

2 Das Kalbsbrät mit dem fein gewürfelten gekochten Schinken und den Champignons sowie den Schnittlauchröllchen, der gehackten Petersilie und der Sahne gut vermischen und mit Senf, Jodsalz und weißem Pfeffer abschmecken.

3 Die gut durchgearbeitete Brätmasse mit dem Löffel in die Kohlrabi einfüllen, so dass oben ein Häufchen entsteht.

4 Rapsöl in einem Topf erhitzen, die Kohlrabi hineinsetzen, kurz anbraten und mit Brühe ablöschen.

5 Im Ofen bei 180 °C ungefähr 25 Minuten garen, bis die Füllung oben kross wird.

Linsencurry

385 kcal/1614 kJ
18 g E
58 g KH
13 g B
8 g F
0 mg Chol

Zutaten für 2 Personen
100 g rote Linsen • 50 g getrocknete Aprikosen 50 g Weizenkörner • 1 Karotte • 100 g Frühlingszwiebeln 1 Knoblauchzehe • 1 EL Sonnenblumenöl • 1 EL Curry 1/2 TL Koriander • 1 Prise Kreuzkümmel • Jodsalz, Pfeffer Zitronensaft

1 Am Vorabend die Linsen und die Aprikosen in Wasser einweichen. Den Weizen mit 2 Tassen Wasser aufkochen und über Nacht quellen lassen.
2 Die Karotte in Stifte, die Frühlingszwiebeln in Ringe schneiden. Den Knoblauch durchpressen.
3 Das Gemüse in etwas Öl andünsten, dann Linsen, geviertelte Aprikosen und Weizen mit dem Einweichwasser dazugeben. Die Gewürze zugeben und alles 20 Minuten bei geringer Hitze garen lassen. Mit Zitronensaft abschmecken.

Käseröllchen mit Chinakohl

406 kcal/1693 kJ
28 g E
37 g KH
8 g B
15 g F
134 mg Chol

Zutaten für 2 Personen
1 kleiner Chinakohl • 2 altbackene Semmeln • 1 Ei 80 g Magerquark • 80 g Champignons • 1 EL gehackte Petersilie • Jodsalz, Pfeffer aus der Mühle • 4 kleine Scheiben Edamer (30 % Fett i. Tr.; je 20 g) • 1 rote Paprikaschote 1 TL Rapsöl • 1/4 l pürierte Tomaten oder Tomatensaft 1/2 Tasse Gemüsebrühe

1 Die Blätter des Kohls vom Strunk abtrennen und kurz blanchieren.
2 Die trockenen Semmeln in Scheiben schneiden, mit dem Ei, dem

Quark, den in Scheiben geschnittenen Champignons und der Petersilie vermengen. Mit Jodsalz und Pfeffer würzen.

3 Paprika halbieren, Kerne entfernen, in etwas Wasser dünsten.

4 2 bis 3 Chinakohlblätter übereinander legen, mit Käsescheiben belegen und darauf die Paprika legen. Die Semmelmasse darauf streichen und das Ganze zu einer Roulade aufrollen. Mit Zahnstochern verschließen.

5 Die Käseröllchen in Rapsöl anbraten und anschließend mit den pürierten Tomaten und der Gemüsebrühe angießen. Im Bratrohr bei 180 °C ca. 20 Minuten fertig garen. Dazu passen Pellkartoffeln.

Ratatouille

Zutaten für 2 Personen

1 kleine Aubergine • 1 Fleischtomate • 1 kleine Paprikaschote
1 Zwiebel • 1 Zucchini • 150g Salatgurke • 1 EL Olivenöl
Gemüsebrühe • Jodsalz, Pfeffer • 1 Knoblauchzehe
Thymian, Salbei, Majoran, Basilikum, Rosmarin
2 EL Sauerrahm (10 %)

159 kcal/667 kJ
5 g E
11 g KH
7 g B
10 g F
9 mg Chol

1 Die Aubergine, die Tomate, den Paprika und die Zwiebel in Würfel, die Zucchini und die Gurke in Scheiben schneiden.

2 Das Öl in einer Pfanne erhitzen und die Zwiebeln darin andünsten. Nach und nach das andere Gemüse zugeben.

3 Mit etwas Gemüsebrühe ablöschen, mit sämtlichen Gewürzen und Kräutern abschmecken und im offenen Topf etwa 4 Minuten garen.

4 Zum Schluss den Sauerrahm unterziehen, nicht mehr kochen lassen. Dazu passt Baguette.

Wenn Sie das Gemüse mit Tomatensaft auffüllen, erhalten Sie eine Ratatouillesuppe, die auch kalt serviert ein Genuss ist.

Gemüse oriental

326 kcal/1372 kJ
12 g E
47 g KH
13 g B
10 g F
0 mg Chol

Zutaten für 2 Personen
80 g Staudensellerie • 80 g grüne Bohnen • 1 Karotte 1 kleiner Kopf Blumenkohl • 1 Zwiebel • 2 Knoblauchzehen 250 g Tomaten • 1 EL Sonnenblumenöl • 1 EL Currypulver 1/8 l Gemüsebrühe • Salz • etwas Zitronensaft • 80 g Reis

Fügen Sie nach Lust und Laune 1 Esslöffel Rosinen zum Gemüse hinzu, würzen Sie mit etwas Schwarzkümmel, und garnieren Sie das Gericht mit trocken gerösteten gehobelten Mandeln.

1 Das Gemüse waschen und putzen; dann den Staudensellerie, die Bohnen und die Karotte klein schneiden, den Blumenkohl in einzelne Röschen zerteilen.

2 Die Zwiebel und die Knoblauchzehen abziehen und fein hacken.

3 Die Tomaten kurz mit heißem Wasser überbrühen, kalt abschrecken und die Haut abziehen. Anschließend halbieren, entkernen und in kleine Würfel schneiden.

4 Das Öl in einer Pfanne erhitzen und darin die Zwiebel und den Knoblauch mit dem Currypulver andünsten. Die Tomaten zugeben.

5 Das Ganze mit Gemüsebrühe ablöschen und bei mittlerer Hitze etwas einkochen lassen. Das Gemüse zugeben, mit Salz würzen und alles zugedeckt 20 bis 25 Minuten garen. Abschließend mit Zitronensaft abschmecken.

6 In der Zwischenzeit den Reis in Salzwasser bissfest garen und mit dem Gemüse auf Tellern anrichten.

INFO Dieses Gericht liefert eine Menge Ballaststoffe, die dabei helfen können, einen erhöhten Cholesterinspiegel zu regulieren. Außerdem sorgen sie für ein lang anhaltendes Sättigungsgefühl, da die pflanzlichen Fasern im Magen aufquellen. Achten Sie unbedingt auf eine ausreichende Flüssigkeitszufuhr.

Kartoffelgulasch

Zutaten für 2 Personen

300 g Kartoffeln • je 1/2 rote und grüne Paprikaschote 1 Zwiebel • 1 EL Olivenöl • 2 Knoblauchzehen • 1 EL Tomatenmark • 250 ml Gemüsebrühe • je 1/2 TL Kümmel und geriebene Zitronenschale • 1 TL frischer Majoran • 2 Tomaten 60 g Austernpilze • Salz, Pfeffer • etwas Muskatpulver 1/2 Becher Sauerrahm (10 %) • 1 EL frischer Schnittlauch

342 kcal/1435 kJ
10 g E
32 g KH
8 g B
19 g F
37 mg Chol

1 Die Kartoffeln dünn abschälen und in mundgerechte Würfel schneiden. Die Paprikaschoten halbieren, gründlich entkernen, waschen und ebenfalls in Würfel schneiden.
2 Die Zwiebel abziehen, in kleine Würfel schneiden und in heißem Olivenöl in einem großen Topf glasig andünsten.
3 Die Knoblauchzehen abziehen und fein hacken. Zusammen mit den Kartoffeln und der Paprika zu der Zwiebel geben und kurz mit andünsten.
4 Das Tomatenmark unter das Gemüse rühren, dann mit der Gemüsebrühe ablöschen. Mit Kümmel, abgeriebener Zitronenschale und Majoran würzen. Bei mittlerer Hitze ca. 10 Minuten leicht kochen lassen.
5 In der Zwischenzeit die Tomaten kurz mit heißem Wasser überbrühen, häuten, entkernen und in Würfel schneiden. Die Austernpilze putzen, waschen und klein schneiden.
6 Die Tomaten und die Austernpilze zum Kartoffelgulasch geben und kurz erhitzen.
7 Das Gulasch mit Salz, Pfeffer und Muskat kräftig würzen. Den Sauerrahm unterziehen. Mit frisch geschnittenem Schnittlauch bestreuen. Als Beilage zum Kartoffelgulasch passt herzhaftes Bauernbrot.

Das Kartoffelgulasch ist unbeschränkt variabel: Es verträgt als Zugabe fein geschnittenes Weißkraut ebenso wie Stangensellerie oder Karotten.

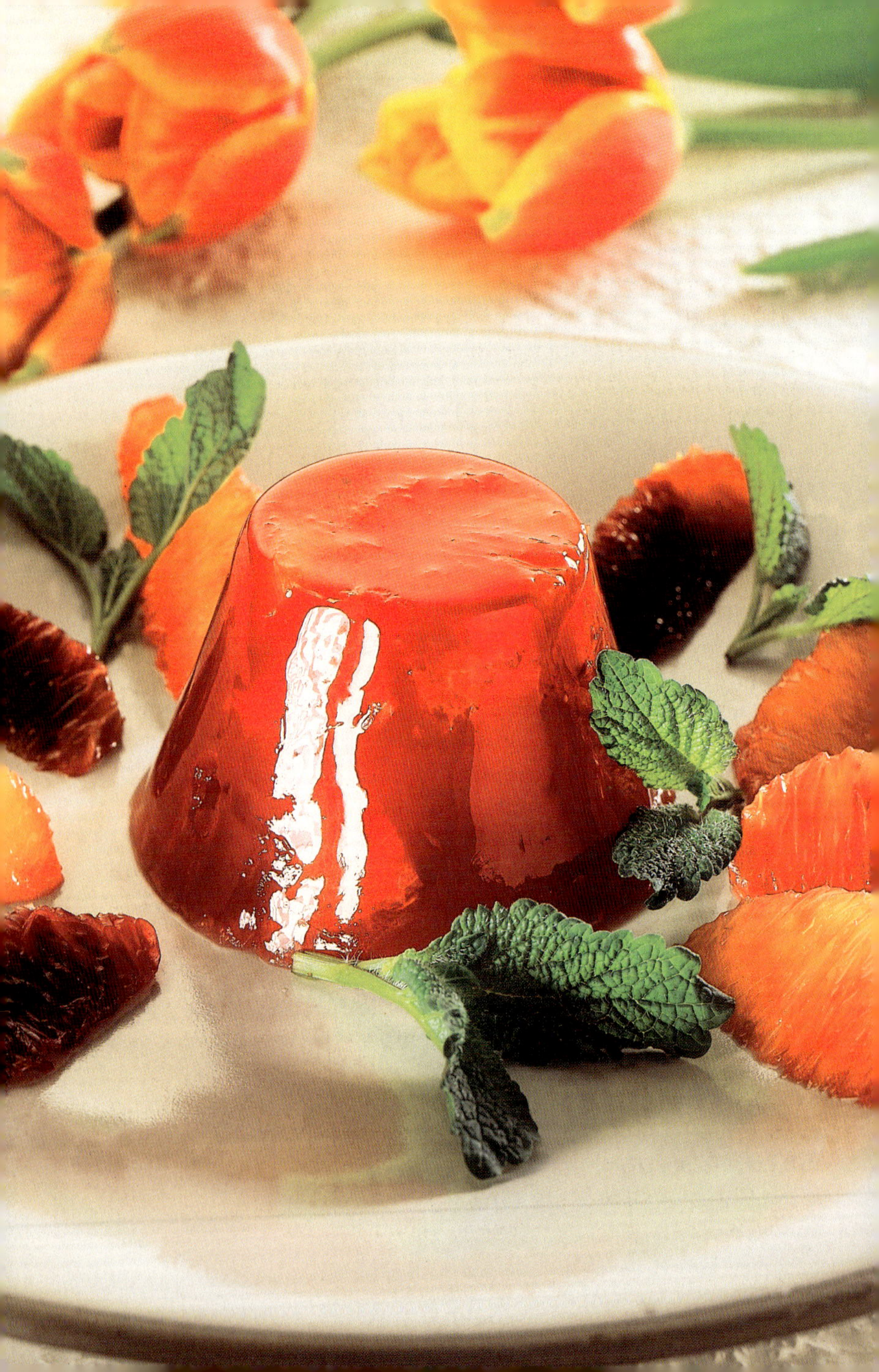

Desserts

Fast jeder Mensch mag gern Süßes, und die meisten haben ein schlechtes Gewissen, wenn sie eine Nachspeise oder eine süße Leckerei zwischendurch genießen. Doch auch ein Dessert muss nicht zwangsläufig eine Fett- und Kalorienbombe sein. Früchte beispielsweise enthalten eine natürliche Süße, die nicht gleich den Zeiger der Waage nach oben schnellen lässt, und sie liefern gleichzeitig reichlich Vitamine und andere Vitalstoffe. Wenn also die richtigen Lebensmittel ausgewählt und miteinander kombiniert werden, müssen auch Menschen mit Gewichtsproblemen nicht auf süße Gaumenfreuden verzichten.

Gedünstete Äpfel mit Quarkfüllung

Zutaten für 2 Personen

2 Äpfel • 160 g Magerquark • 4 EL Milch (1,5 %)
geriebene Zitronenschale • Zitronensaft • 1 EL Zucker
Zimt • einige Pfefferminzblättchen

170 kcal/711 kJ
12 g E
26 g KH
2 g B
1 g F
3 mg Chol

1 Die Äpfel schälen und das Kerngehäuse ausstechen. Mit einem Teelöffel vorsichtig aushöhlen, das Fruchtfleisch beiseite stellen. Die ausgehöhlten Äpfel in einen Topf geben und bei mittlerer Hitze in wenig Wasser dünsten. Abkühlen lassen.

2 Den Quark mit der Milch, dem Apfelfruchtfleisch, der geriebenen Zitronenschale, Zitronensaft, Zucker und Zimt im Mixer schaumig schlagen und in die erkalteten Äpfel füllen.

3 Mit Pfefferminzblättchen garnieren.

Salzburger Früchtebrot

898 kcal/3342 kJ
13 g E
152 g KH
20 g B
13 g F
0 mg Chol

Zutaten für 2 Personen

100 g Kletzen (getrocknete Birnen) • 160 g Dörrpflaumen 50 g getrocknete Datteln • 200 g getrocknete Feigen 1/2 l Wasser • 70 g Roggenmehl (Type 997) • 60 g Weizenmehl (Type 1050) • 1 Prise Salz • 15 g Hefe • 100 ml Wasser 50 g Korinthen • 200 g Rosinen • 30 g Zitronat 30 g Orangeat • 65 g gehackte Haselnüsse • 1/2 TL Zimtpulver • Nelkenpulver • gemahlener Anis

Sie können ruhig die doppelte Menge dieser österreichischen Gaumenfreude zubereiten: Früchtebrot lässt sich hervorragend einfrieren.

1 Die Birnen, Pflaumen, Datteln und Feigen mit 1/2 Liter Wasser übergießen und über Nacht einweichen lassen.

2 Aus dem Mehl, dem Salz, der Hefe und 100 Milliliter Wasser einen Teig herstellen und an einem warmen Ort ca. 20 Minuten gehen lassen.

3 Die eingeweichten Früchte in einem Sieb abtropfen lassen und in sehr kleine Würfel schneiden. Die Korinthen, die Rosinen, das Zitronat und das Orangeat mit den Früchten sowie den gehackten Haselnüssen und den verschiedenen Gewürzen gut vermischen.

4 Diese Masse unter den Hefeteig arbeiten, gut verkneten und einen Brotlaib daraus formen. Den Teig noch einmal kurze Zeit ruhen lassen, mit etwas Wasser bestreichen und anschließend im vorgeheizten Backofen bei einer Temperatur von 180 °C ca. 70 bis 80 Minuten backen.

5 Je nach Geschmack können Sie Ihr Früchtebrot vor dem Backen noch mit kandierten Früchten oder halbierten Mandeln belegen.

Tipp Früchtebrot bleibt länger frisch und saftig, wenn es in einer Blechdose aufbewahrt wird.

Blutorangengelee

Zutaten für 2 Personen
4 EL Wasser • 2 EL Zucker • 4 Blatt Gelatine (kalt eingeweicht) • 1 Tasse frisch gepresster Blutorangensaft 1 TL Orangenlikör • 1 Blutorange

182 kcal/761 kJ
10 g E
31 g KH
2 g B
0 g F
0 mg Chol

1 Das Wasser und den Zucker aufkochen.
2 Die eingeweichte Gelatine gut ausdrücken und im heißen Zuckerwasser unter Rühren auflösen. Von der Kochstelle nehmen und etwas abkühlen lassen.
3 Mit dem Saft verrühren und mit Orangenlikör abschmecken.
4 Die Blutorange schälen und filetieren. Die Hälfte der Orangenfilets in Stücke schneiden und unter das Gelee rühren.
5 Das Gelee in zwei kalt ausgespülte Schälchen füllen und im Kühlschrank steif werden lassen.
6 Vor dem Servieren das Gelee mit den restlichen Orangenfilets garnieren.

Bereiten Sie dieses Rezept doch einmal mit Grapefruit, Grapefruitsaft und Marsala zu. Verwenden Sie dieselben Mengen.

Erdbeersalat mit Mangosauce

Zutaten für 2 Personen
250 g Erdbeeren • 2 EL Puderzucker • 10 Pfefferminzblättchen • 1 Mango • 2 EL Honig • Saft von 1 Zitrone

201 kcal/839 kJ
2 g E
43 g KH
4 g B
1 g F
0 mg Chol

1 Die Erdbeeren waschen, putzen und halbieren. Mit dem Puderzucker mischen und auf 2 Tellern anrichten. Die Pfefferminzblättchen auf den Erdbeeren verteilen.
2 Die Mango schälen. Das Fruchtfleisch vom Kern befreien und zusammen mit dem Honig und dem Zitronensaft pürieren. Die Sauce zu den Erdbeeren reichen.

Erdbeer-Quark-Auflauf

255 kcal/1070 kJ
23 g E
31 g KH
3 g B
3 g F
7 mg Chol

Zutaten für 2 Personen

250 g Magerquark • 2 Eigelbe (cholesterinfreies Eigelbpulver aus dem Reformhaus verwenden) • 1/2 Päckchen Vanillezucker • 1 Prise Jodsalz • Schale von 1/2 Zitrone • 10 g Grieß 20 g Vanillepuddingpulver • 2 Eiweiß • Puderzucker 300 g frische Erdbeeren • etwas Butter

1 Den Quark mit dem Eigelbpulver in einer Schüssel glatt rühren. Vanillezucker, Jodsalz und Zitronenschale dazugeben. Dann Grieß und Puddingpulver einstreuen. Alles gut verrühren.

2 Das Eiweiß mit dem Puderzucker zu steifem Schnee schlagen und mit einem Kochlöffel vorsichtig unter die Quarkmasse heben. Die geputzten Erdbeeren in Viertel schneiden und vorsichtig unterheben.

3 Eine Auflaufform mit Butter ausfetten und mit Puderzucker bestreuen. Die Quarkmasse hineinfüllen, die Form in ein heißes Wasserbad stellen, so dass sie ca. 2/3 im Wasser steht, und im Backofen auf mittlerer Schiene bei einer Temperatur von 180 °C ca. 25 Minuten backen.

4 Den Erdbeer-Quark-Auflauf nach dem Backen mit Puderzucker bestreuen und noch heiß servieren.

Info Kaufen Sie ihres wunderbaren Aromas wegen möglichst ungespritzte Erdbeeren, oder pflücken Sie sie selbst im biologischen Anbau. Erdbeeren haben eine natürliche Süße, sind kalorienarm und cholesterinsenkend. Sie enthalten mehr Vitamin C als Orangen. Vitamin C hilft übrigens auch bei rheumatischen Erkrankungen, vor allem über den Aufbau von Bindegewebe.

Rhabarberkompott mit Zimt

Zutaten für 2 Personen

500 g Rhabarber • 1/8 l Weißwein • 75 g Zucker • abgeriebene Schale von 1 unbehandelten Zitrone • Zitronensaft 1/8 Stange Zimt • 1 EL Speisestärke • 1 EL Himbeersirup

286 kcal/1201 kJ
2 g E
54 g KH
5 g B
0 g F
0 mg Chol

1 Den Rhabarber schälen, beide Enden abschneiden und die Stangen in mundgerechte Stücke schneiden.

2 Den Weißwein mit dem Zucker, der Zitronenschale, dem Zitronensaft und der Zimtstange aufkochen.

3 Den Rhabarber in den Weißweinsud geben, 10 Minuten darin andünsten, aber nicht kochen.

4 Den Rhabarber mit der Schaumkelle herausschöpfen und beiseite stellen. Die Zimtstange entfernen.

5 Die Stärke mit dem Sirup verrühren, in die Sauce geben; unter Rühren aufkochen lassen.

6 Zum Schluss die Rhabarberstückchen wieder in die Sauce geben und das Kompott auf Portionsschüsseln verteilen.

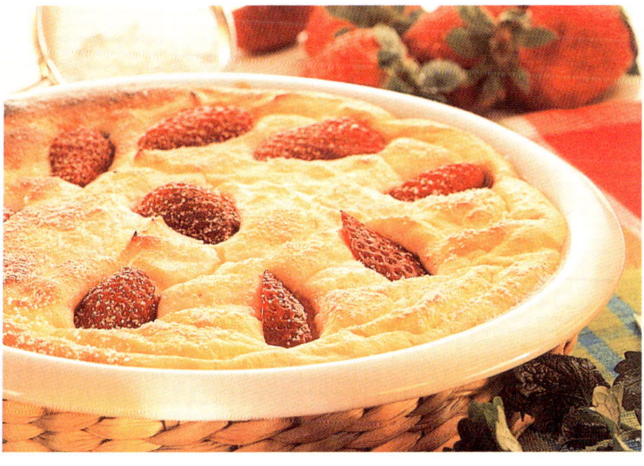

Erfrischend im Sommer ist selbst gemachter Erdbeerjoghurt: Waschen und vierteln Sie 1/2 Pfund Erdbeeren, mischen Sie die Früchte mit derselben Menge fettarmem Joghurt, und süßen Sie mit Honig.

Quarkcreme mit Orangensauce

268 kcal/1121 kJ
12 g E
50 g KH
2 g B
1 g F
3 mg Chol

Zutaten für 2 Personen
150 g Magerquark • 4 EL Milch • 2 EL Orangensaft
1 EL Zitronensaft • 1 EL Puderzucker • 2 unbehandelte
Orangen • 4 EL Zucker

1 Den Quark mit der Milch, dem Orangen- und dem Zitronensaft sowie dem Puderzucker gut verrühren und anschließend kalt stellen.

2 Von einer Orange die Schale dünn abschneiden und in feine Streifen schneiden. Beide Orangen auspressen. Den Saft zusammen mit dem Zucker und den Schalenstreifen in einen Topf geben und bei mittlerer Hitze dicklich einkochen. Anschließend abkühlen lassen.

3 Die Quarkcreme auf zwei Tellern anrichten und die Orangensauce darüber geben.

Verwenden Sie Orangen samt Fruchtfleisch: Es enthält wichtige Bioflavonoide, die eine optimale Aufnahme des Vitamin C durch den Organismus garantieren.

INFO Orangen haben einen hohen Gehalt an Vitamin C. Es dient der Stärkung des Immunsystems sowie der besseren Fett- und Cholesterinverwertung.

Gebackene Amarettobanane

156 kcal/655 kJ
3 g E
32 g KH
2 g B
1 g F
2 mg Chol

Zutaten für 2 Personen
75 ml Orangensaft • 1 TL Zucker • 1 TL Mandellikör (Amaretto) • 1 TL Kartoffelstärke • 60 g Mandarinenfilets • 1 Banane
4 EL Zitronenjoghurt

1 Den Orangensaft mit dem Zucker und dem Mandellikör in einem Topf bei geringer Hitze langsam zum Kochen bringen.

2 Die Kartoffelstärke in etwas kaltem Wasser auflösen, unterrühren und etwa 2 Minuten aufkochen lassen.
3 Die Mandarinenscheiben dazugeben und mit erhitzen.
4 Die Bananen schälen und längs halbieren. Je 1 Bananenhälfte auf Tellern anrichten und mit der Mandarinensauce übergießen. Das Ganze für ungefähr 10 bis 15 Minuten in die Backröhre geben.
5 Anschließend mit jeweils 2 Esslöffeln Joghurt garnieren.

Bananen senken den Cholesterinspiegel und stärken Immun- sowie Nervensystem.

Äpfel in Rotweinsauce

Zutaten für 2 Personen
2 Äpfel • 1 1/2 Blatt rote Gelatine • 1/8 l Rotwein • Schale von 1 unbehandelten Zitrone • 1/2 Stange Zimt • 2 EL Johannisbeergelee • 1 EL Zucker • 1/8 l Sahne • 1 EL gehackte Pistazien

416 kcal/1742 kJ
6 g E
40 g KH
3 g B
22 g F
56 mg Chol

1 Die Äpfel schälen und die Kerngehäuse ausstechen, das Fruchtfleisch aushöhlen. Die Gelatine in Wasser einweichen.
2 Den Rotwein mit einem Stück Zitronenschale und der Zimtstange aufkochen. Die Äpfel hineingeben und 10 Minuten dünsten.
3 Äpfel aus dem Sud nehmen, abkühlen lassen, mit Johannisbeergelee füllen.
4 Die Zitronenschale und die Zimtstange aus dem Sud nehmen. Den Zucker und die ausgedrückte Gelatine in dem Sud auflösen.
5 Die heiße Sauce über die Äpfel gießen, im Kühlschrank fest werden lassen.
6 Zum Servieren kleine Schlagsahnehäubchen auf die Rotweinäpfel verteilen und mit gehackten Pistazien bestreuen.

Impressum
Der Südwest Verlag ist ein Unternehmen der Econ Ullstein List Verlag GmbH & Co. KG München.
© 1999 Econ Ullstein List Verlag GmbH & Co. KG, München
5. Auflage 2002

Alle Rechte vorbehalten. Nachdruck – auch auszugsweise – nur mit Genehmigung des Verlags.

Redaktion: Bettina Stambader
Projektleitung: Dr. Alex Klubertanz
Redaktionsleitung und medizinische Fachberatung: Dr. med. Christiane Lentz
Bildredaktion: Ute Schoenenburg
Produktion: M. Metzger (Leitung), A. Aatz
Umschlag: Matthias Liesendahl, München
Layout: Wolfgang Lehner
DTP: Matthias Liesendahl

Printed in Italy
Gedruckt auf chlor- und säurearmem Papier

ISBN 3-517-08149-3

Über den Autor

Armin Roßmeier kocht bei ZDF und SAT.1 für die Fernsehzuschauer. Aufgrund seiner Ausbildung zum Küchenmeister und diätetisch geschulten Koch ist er Spezialist für eine gesunde Ernährung. Im Südwest Verlag erschienen von ihm »Natürliche Diät bei Bluthochdruck«, »Cholesterin durch Ernährung regulieren« und »Das große Buch der leichten Küche«.

Literatur

Hamm, M./Hamm, C.: Fitnessernährung für Herz und Kreislauf. ECHO Verlag. Köln 1987
Leibold, Gerhard: Risiko Bluthochdruck. Jopp Verlag. Wiesbaden 1988
Oberbeil, Klaus: Fit durch Vitamine. Südwest Verlag. 14. Auflage, München 1998
Oberbeil, Klaus/Lentz, Dr. Christiane: Obst und Gemüse als Medizin. Südwest Verlag. 4. Auflage, München 1997
Roßmeier, Armin: Natürliche Diät bei Bluthochdruck. Südwest Verlag. 3. Auflage, München 1997

Hinweis

Das vorliegende Buch ist sorgfältig erarbeitet worden. Dennoch erfolgen alle Angaben ohne Gewähr. Weder Autor noch Verlag können für eventuelle Nachteile oder Schäden, die aus den im Buch gemachten praktischen Hinweisen resultieren, eine Haftung übernehmen.

Bildnachweis

Albrecht Dirk, Meinerzhagen: Titel, 74 - 123; Image Bank, München: 66 (Paolo Curto); Südwest Verlag, München: 27 (K. Newedel), 36 (Michael Nagy); Tony Stone, München: 1, 58 (Christel Rosenfeld), 4 (David Chambers), 8 (Laurie Evans), 14 (Zigy Kaluzny), 24 (Tom Main), 32 (Andrew Errington), 45 (Athony Blake), 48 (Chris Everard), 52 (Vince Streano), 54 (Dennis O'Clair), 70 (Ian O'Leary)

Sachregister

Rezepteregister